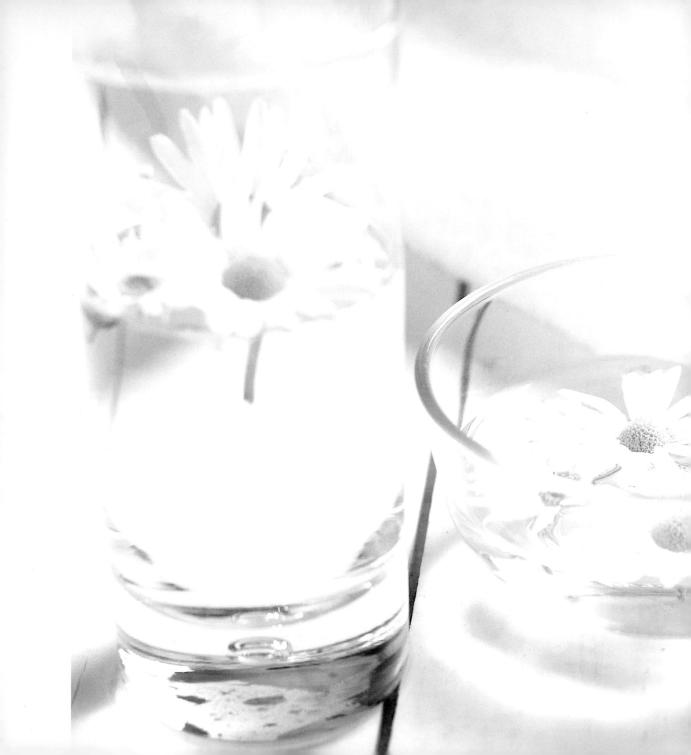

探索美麗

記得——

給身體水

給生命足夠的陽光和愛

給靈魂無限的自由

獻給所有喜歡本書的朋友

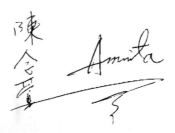

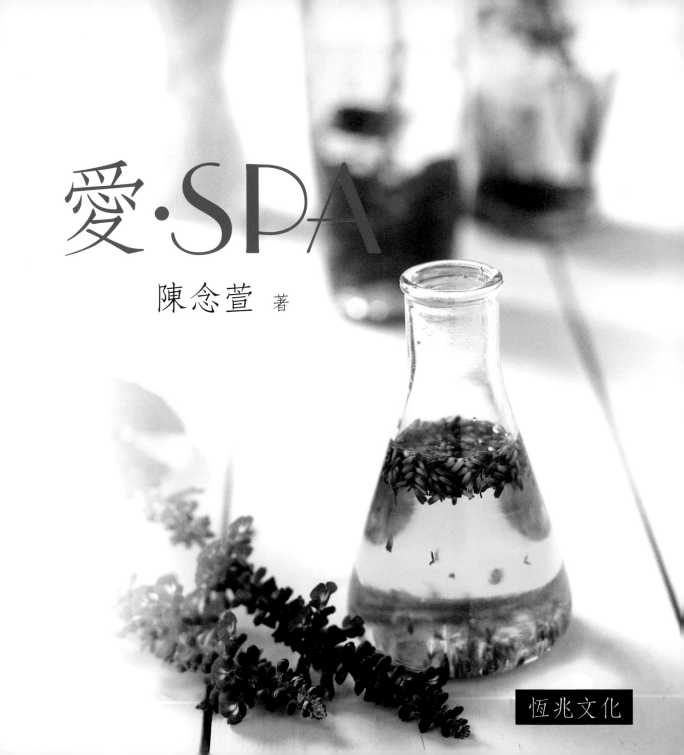

愛·SPA

陳念萱 著

恆兆文化

讓人意想不到的驚喜與收穫

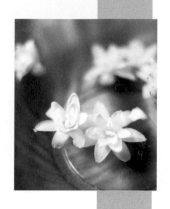

「關於身心靈的美容塑身課題，她就像一個百寶箱，似乎怎麼問都難不倒她。」

我採訪過、也認識不少相關的工作者，小萱老師是我見過專業能力、整合能力最強的一位。從她身上看到的不僅僅是技巧，而是更專業的智識。不管你的身體有什麼毛病，或者想塑身美容，她會先試著傾聽隱藏在你心靈深處的某種不足，尋找問題的真正癥結，建立正確的觀念，然後才是本身的需求。因為她認為身心靈的平衡，才是永保美麗的秘訣。

認識兩年多以來，我發覺小萱老師是一位非常認真且值得信賴的人，自我要求高。她永遠不斷地學習、吸收新的專業知識，尋找最合適的資源，加上自己實際的臨床經

驗，創新研究出最適合身體的美麗配方。

　　終於，小萱老師出書了！書如其本人內涵般，內容既豐富繽紛又讓人耳目一新，其結合了SPA五種美療法－－視覺、嗅覺、觸覺、聽覺、味覺，每讀一頁，都讓我有意想不到的驚喜及收穫。完全不同於一般的SPA書，在未翻開書前就可猜得到內容是什麼。

　　本書不只可以當作SPA教材，在小萱老師完全不藏私的理念下，你也可以成為SPA專家，是值得你珍藏的美麗之書。

廣播電視節目主持人

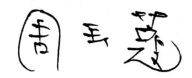

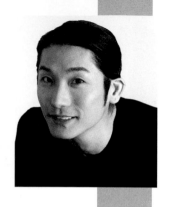

健康的、生活的、全面的養生美容觀念

　　與小萱老師是10多年的老朋友了，那時我們在同一家化妝品公司擔任美容教學的工作，與她共事的期間可說是我從事美容工作以來最快樂的時光。小萱老師是我非常欣賞的女性典型，她具有傳統中國女性的美德，為人誠懇、正直，說話輕聲細語，接觸她的人都會有如沐浴在春風之中的感覺。

　　小萱老師在美容界具有相當的前瞻性，在芳香療法尚未在國內風行之時，她便已經是芳療領域中的專家了。這幾年來美容SPA中心一家一家地開幕，她也比別人早一步進入這個領域，有非常專業且紮實的臨床經驗。此外，像一些大家較為陌生的色彩療法、花精療法等等，小萱老師也頗有心得。

不刻意追逐潮流，卻總是走在別人前面，小萱老師獨特的風格，強調美容的身心靈、內外在平衡，及不斷創新的特質，為我們開啟了許多「更愛惜自己」的希望之窗。

在《愛・SPA》一書中，相信你可以看到小萱老師的用心，不同於一些道聽途說的美容偏方。本書所透露的方法的確是她多年以來身體力行、或是在執行美容工作時的臨床經驗與心得，難得的是，小萱老師所要傳遞出來的是一種健康的、生活的、全面的、與積極正面的養生美容觀念，值得您來細細體驗！

想要對自己好一點嗎？就從這本書開始做起吧！

暢銷美容作家

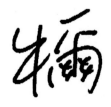

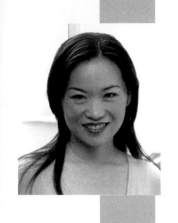

愛自己，就在沐浴那一刻起

遲遲無法動筆寫這篇序，

只因SPA與愛密不可分，

更是愛自己最直接的表現⋯⋯

愛，是用心來感受、是在生活中的經驗，

不是用筆寫、更不是用嘴巴說說而已，

我如何能用文字來表達愛呢？

其實，《愛·SPA》真正要表達的，

只是傳遞一個透過生活中簡單的事──

沐浴，來經驗「愛」。

多年的美容培育整合訓練工作，

我不斷地尋找新的方法、新的技巧、新發明的產品⋯⋯.

當人們不斷地追逐、不斷地失望，又不停地尋找時，

身為一個教育工作者，真正要分享、也真正需要分享的，

卻只是一個簡單的生活之見──

愛自己。

當你疲憊時、做SPA

當你快樂時、做SPA

當你在生命的谷底、做SPA

當你踩在世界的屋頂、做SPA

請帶著你的覺知，

將簡單的事—沐浴，重複地做，

一日又一日、一年又一年，

不斷地給身體灌溉、潔淨、愛，

源遠流長……

當我們擁有足夠的愛，就可以分享，

愛自己、愛家人、愛朋友、愛地球、愛生命、愛你的靈魂，

希望，這本書能為您的生命，打開一扇窗，

讓光進來，讓愛充滿，

我願……

陳念萱　Amita

Contents

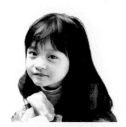
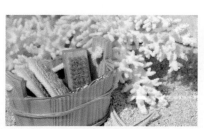
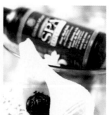

The legend...

水與SPA的流傳

　　水，是生命的泉源，它提供了治療、淨化與重生；水也是備受尊崇的潔淨者，從有人類以來，各式各樣的宗教洗禮及心靈儀式，都需要水。

　　SPA一詞源自拉丁文「Solus Por Aqua」，Solus原義為健康，Por－經由， Agua則是水，因此SPA意為「經由水產生健康」，可以說SPA少不了水，水是SPA的最基本元素，關係密不可分。

　　關於水與SPA，幾個世紀以來流傳不斷，不同的文化賦予不同的風貌，從神秘、療浴之說，演變至今儼然成為一種象徵品味、自然的、愉悅的、健康的，能讓生命散發光彩的一種生活態度。這樣的生活意識，正在世界各地蔓延……

　　由此現象可知，現代人對「沐浴」的需求，已經從身體的清潔提升到了精神層次的解放，並藉由感官的滿足，達到身心放鬆的目的，進而對生命的一種積極正面的省思。

青春之泉、神水的事蹟

　　幾世紀以來，不管在東、西方神話乃至佛經，都曾記載關於水神的美麗傳說。紅樓夢裡說，「女人是水做的，男人是泥做的」，其實不管女人或男人乃至動植物，可以說都是水做的。

　　水能洗滌身體污垢、養生、治病，帶來身心的舒暢與潔淨，帶來健康的能量與信息。因此不管是西方的羅馬、義大利、比利時，東方的中國、日本……等地，青春之泉、神水的事蹟一直被流傳著；其實，早在西元前三、四百年，希臘文獻便記載有醫師

提出水療法可以預防疾病之說。這些廣義來說都可說是古代SPA的源起。

在中國，周幽王興建「驪宮」，之後秦始皇也十分鍾愛這裡的溫泉，便在這裡築池為「驪山湯」。相傳秦始皇曾遇到一位艷麗的神女，忍不住上前調戲，神女非常惱怒，啐了他一臉口水，頃刻之間秦始皇臉上隨即長出膿瘡。最後，秦始皇只好向神女求饒，神女即以「驪山」溫泉水為他洗滌，一洗之下膿瘡神奇的消失了。從此，溫泉又被稱為神女湯，而此「驪山湯」即是後來非常有名的「華清池」。

儘管華清池具有悠久的歷史，但後人談論最多也最清楚的卻是唐玄宗與楊貴妃發生在此的愛情故事。白居易在《長恨歌》中寫過這樣的詩句：「春寒賜浴華清池，溫泉水滑洗凝脂；侍兒扶起嬌無力，始是新承恩澤時。」使得這段愛情更添增浪漫迷人的色彩。

在泰國小乘佛教的典籍曾記載，當年釋迦牟尼佛要成佛之時，受到許多妖魔鬼怪的侵擾，在內心交戰之際，向大地之母求援，於是水神便將長髮梳往側

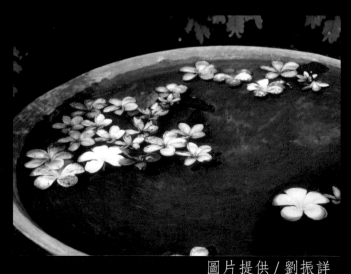

圖片提供 / 劉振詳

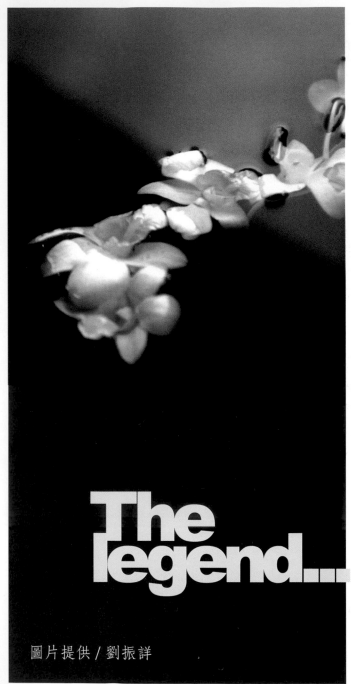

The
legend...

圖片提供 / 劉振詳

邊，讓水順著髮際往下流而驅除了妖魔。

此外，在泰式廟宇廣場中，經常可見梳著長髮的美少女優美地跪坐著，廟殿前擺放一缸散發芳香的聖水。此外，在許多地方水神也象徵著溫柔、多情，故被視為愛情的象徵，人們祭拜水神，祈求愛情順利。

SPA的原鄉，相傳其天然礦泉有治病止疼的療效，是精靈之家

SPA意為「經由水產生健康」，在古羅馬時期就是所謂的「礦泉療養浴」，具有「再生」的神聖意義，乃充分運用水的物理特性、溫度及水的衝擊力道，來達到保養的效果。

不過SPA這個名詞的真正起源是來自一個小鎮的名稱，據傳在十五世紀前後，歐洲比利時的亞蘭德斯森林區中有一個小鎮名叫SPA，該處湧出的天然泉水不僅鹽分低且幾乎不含雜質，很適合飲用及泡浴，更重要的是不但可養顏美容且有治病止疼的療效，因而吸引無數人前來浸浴，而被盛傳為精靈之家，

「SPA」一詞便被傳開來，可說是現代SPA的發源地。

　　由於生活腳步忙碌、緊張壓力的迫害及外在環境的污染，使人體失去正常的平衡調節，而出現了許多的文明病，老化加速。因此，SPA的美容養生概念更加被重視而風靡了全世界，因為它提供了身、心、靈的全然放鬆與能量再生。

SPA融合五種感知美療概念，是「預防醫學」最好的實踐者

　　SPA經過數千年的演變後，依服務及經營型態來區分，大致分為醫療型SPA、休閒型SPA(飯店或渡假)、都會型SPA(DAY SPA)、家庭型SPA(HOME SPA)、美容型SPA、養生型SPA等，也發展出所謂的水療、泥療、芳療、鹽療(海洋療法)……等。

　　不管什麼型態或療法，幾乎都融合了SPA五種感知的美療概念，因此在本書中小萱老師即針對視覺、嗅覺、味覺、聽覺、觸覺五種感知的營造概念，設計出全套的HOME SPA配方療程，讓你也能在家充分體驗SPA對身、心、靈的助益。

視覺：自然與居家環境的營造、內在環境色彩冥想，勾勒出舒適愉悅的視野。

聽覺：大自然及讓人愉悅平和的音樂，讓腦部放鬆舒緩，平衡血壓及腺素分泌。

嗅覺：運用精油和花草香氛，喚醒消除心靈深處的情緒記憶，進而達到平衡。

觸覺：藉由按摩、刷洗、擦拭等疼愛自己、增加親密關係，也讓細胞肌膚充滿能量活力。

味覺：天然花草茶、果汁等強化內在體質及排毒，促進代謝功能。

　　五種感知的SPA美療方式，不但能刺激身體神經系統，分泌「腦內嗎啡」消除「自由基」，也提供身、心、靈的優質化，可說是「預防醫學」最好的實踐者。

　　現在，就跟隨小萱老師進入HOME SPA世界，分享身、心、靈的自在與愉悅。

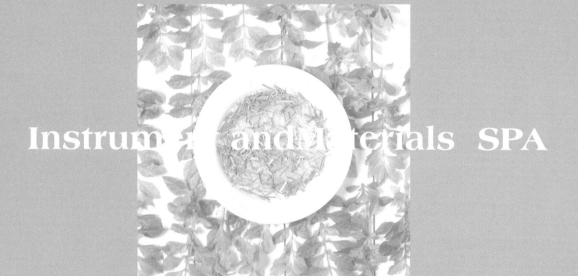

Instrum... and M...terials SPA

Part 1

● ● ●

工具材料篇

我們應該從整體觀來看待美容、瘦身、健康，
瞭解大自然的生活韻律，
明白體型的變化、身體的的症狀，
因為形體、臉、健康，都是內在的反射⋯⋯

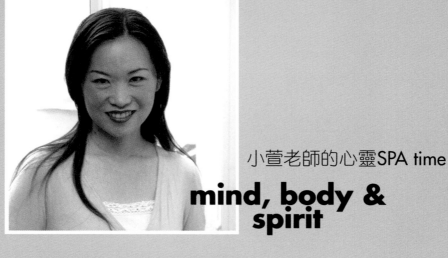

小萱老師的心靈SPA time

mind, body & spirit

形體、臉、健康，都是內在的反射，
只要平衡、協調，就是一種美。
亦即在身體層面的循環、五大營養素均衡下，
根據季節五行的大自然韻律生活，
明白體型的變化、身體的症狀，
檢視生命的價值意義，
這就是美容，
所以，真正的美麗是由內而外的美。

我們應該從整體觀來看待美容、瘦身、健康，
這些都是有其時間性、過程的，
如果想要一次就能美白、除斑、瘦身、健康，
這種觀念真是一種美麗的錯誤，
事實上，如果一次就能成功的話，

就不會有人一再減重或看病了。

試著用一段時間的歷程來對待——
我們對美容、瘦身、健康的努力,
以三個月、半年、甚至一年來看待這樣的成長,
就如同泡澡一樣,
持之以恆,一點一滴,
當我們善待身體時,生命決不會虧待我們的。

當我們的身心愈來愈平衡時,
將發現皮膚漸漸變好,體態日漸輕盈,
身體也愈來愈健康了……

Instrument

全套 HOME SPA泡澡工具介紹

除了水是一定要的外,當然還必須準備其他工具,才能完全享受小萱老師為你精心設計的全套HOME SPA。

在經濟的考量下,可以視自己的需求選擇最需要或喜歡的工具,不一定要樣樣具備。

● 木桶(泡浴用、足浴用)

木質的浴桶是普通浴缸保溫效果的4-5倍,如果家裡衛浴設備是淋浴式的,卻想要泡澡的人,木桶是不錯的選擇。不過,木桶材質也分好幾種,有檜木、杉木、楠木等。其中以檜木品質較佳,因為檜木含有豐富的芬多精及檜木硫醇,對於消除疲勞及痠痛有幫助,不過相對的價格也比較高,購買時可多多詢問比較。

●毛巾、浴巾

毛巾、浴巾的材質有許多種，如棉質、麻料、絲、天然纖維……等。純棉質毛巾吸水性佳，很適合擦洗身體各部位，是最佳選擇。不過有許多天然纖維素材製成的，強調具有抗菌、防臭功效，適合比較脆弱敏感型肌膚使用。

●溫度計

溫度是影響泡澡療效重要因素之一，如果無法確知水溫時，可以用溫度計測量，幾次以後，就可以用手試試水溫而不需要再使用溫度計了，而且什麼樣的水溫最適合自己，身體最清楚了。

●毛刷、天然浮石

市面上適用刷洗身體的刷子種類不少，以材質來說有豬鬃、豬毛、馬毛……等各種混合素材，功能及適用部位也不盡相同。如刷背通常用長柄式毛刷，中毛刷可適用全身；材質較硬的毛刷適合刷洗足部，較柔軟的則可用來洗手肘、膝蓋。

此外，天然浮石一般都用於去除足部角質化皮膚或厚繭，是美化雙足的好幫手。

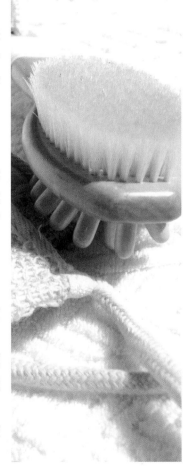

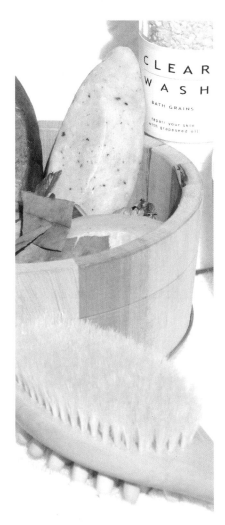

● 海綿、泡棉、絲瓜絡、棉袋

　　在梳洗身體時，海綿、泡綿、絲瓜絡因吸水力強且質地柔軟，能用來洗滌污垢及老化角質，是泡澡時常用道具之一。棉袋孔小透氣，可用來裝中藥材入浴劑，是泡藥浴不可或缺的小工具。

● 量杯、深色器皿、深色瓶子

　　在泡澡或按摩保養時，精油需要稀釋調配牛奶或基礎油時，需要量杯量出正確的劑量，也需要調配用的器皿，如果一次無法用完，可裝在瓶子裡，記得一定要用深色的器皿容器，以避免精油揮發。

● 筷子或金屬湯匙。

　　調配均勻精油或茶飲時使用。

● 薰香器或精油蠟燭

　　市面上的薰香器琳瑯滿目，最常見的有插電式及蠟燭式兩種。蠟燭式感覺較浪漫有情調，但插電式安全性較高，可視自己的需求

喜好選擇最適合自己的薰香器。

● 音樂

　　音樂可以安定神經、撫平情緒，也可以振奮精神，不管是節奏柔和、輕快的，或大自然、有療效的音樂，只要你喜歡，就是泡澡時最佳的身心平衡調劑物。

● 茶壺、鋼杯、茶杯、水果刀、果汁機、濾網

　　飲用花草茶或中藥茶，您可以選擇最簡便的保溫鋼杯或可加熱的器皿，再倒進美美的茶杯裡，或是可加熱的茶壺。此外，喝果汁時也需要刀子及果汁機。

● 雜誌、漫畫、書

　　泡澡時若不想動，卻不知該做什麼時，可以準備漫畫書或輕鬆一點的書，打發時間。

● 按摩器

　　泡澡時除了使用雙手按摩，也可以借助按摩器，如穴道按摩器、木製按摩槌……等，增強療效。小萱老師在此介紹一種叫「蠍尾刷」的按摩工具，是專門針對肥胖、橘皮組織等設計的，可用來塑身、瘦身，是泡澡按摩時很好的道具。

蠍尾刷 ▶

Material
全套HOME SPA泡澡材料介紹

在溫熱的浴池中，除了水本身帶來的溫熱效應，促進血液循環外，若能再加入芳香且具療效的入浴劑、按摩及浴後喝一杯茶飲等，來個生活養生SPA，除了可增加泡澡樂趣，又能達到健康、美容、瘦身等功效，讓身心自由徜徉。

● 天然植物精油(100％純精油)

在SPA中精油是被運用最多最廣也最方便的入浴劑，因此小萱老師提供的泡澡配方也以精油為主。本書所提之精油，都是指100％純植物精油，才有其療效，而非合成精油。

精油係由天然植物的花瓣、葉子、果實、根、莖……等體內萃取出的芳香分子。因為植物中的花瓣、葉子、果實、根、莖……等均具有獨特的植物芳香，其表面吸收了太陽光能

量、行光合作用後，太陽能量轉換成醣份並分泌出具芳香的「精油」。

精油以微小滴狀存在於植物細胞間隙，用來保護植物本體，它扮演著植物生命體荷爾蒙調節、化學反應催化劑的角色，可以說是植物的激素。它可幫助植物體適應周遭環境，抵抗疾病、蟲害及水分的蒸發。

* 精油主要成分與功效

精油具有高度的揮發性與滲透性，極易分解成醚類物質而消逝得無影無蹤，故又被稱為植物的「精靈」。精油所含的化學成分有的高達上百種，但主要成份有：醇、酚、醛、酮、酯、單帖烯、半帖烯、氧化物……等。對於身體的神經系統、呼吸系統、循環系統……等都有一定的影響與助益。

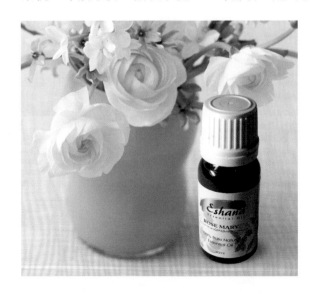

天然植物精油可讓我們的感知變得更為靈敏，散發出來的芳香讓人自然而然感到十分愉悅舒服，且其組成成分可以提高人體對疾病的抵抗力，也可以幫助神經傳導物質分泌，使身心得到平衡；此外也具有淨化空氣、抗菌殺菌……等功效。

對人體來說，精油可用在沐浴、薰香、按摩、保養等。泡

澡或按摩時精油香芬成分會透過皮膚浸透到體內，隨著血液和淋巴的運行，對身體產生作用，對肌膚有很好的美容功效。

　　當然，精油雖然具備多重療效，但如果本身有疾病，還是應該去看醫生，瞭解實際症狀才正確，不過可將精油當作輔助角色，不但可減輕病症，又能提高生活品質。

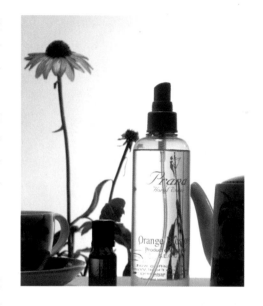

* 市售精油分類

　　精油是強烈的濃縮物，使用時的劑量以「滴」為單位，一滴單位至少相當於29.3公克的植物材料，因此100%純植物精油價格並不便宜，且因其萃取部分不同，價格也不同。如玫瑰精油萃取部分是花瓣，因此較其他精油價格高。

　　目前精油約有300多種，較常見的精油約有70種左右，可以選擇適合自己或喜愛的精油，在經濟考量下，平常可準備幾種常見的精油即可，如：茶樹、薄荷、薰衣草、洋甘菊、檸檬、尤加利、迷迭香。

　　目前市面上的精油可分為：

單方精油：只有單一種類的100%純植物精油

複方精油：由多種精油調和而成的100%純植物精油

調 和 油：精油直接加入天然植物油(基礎油)稀釋後，可直接用於肌膚的精油。

● 天然植物油(基礎油)

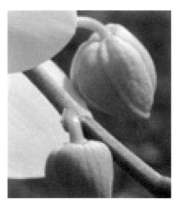

　因為精油是高濃縮物，無法直接塗抹在肌膚上，因此除了茶樹與薰衣草精油外，必須在基礎油中稀釋調和後才能廣泛用在肌膚上。

　天然植物油係取自植物的花朵、種子或堅果的油，是經過冷壓萃取出來的。它不具揮發性，富含礦物質鎂、鉀、鈣、脂肪酸，維生素D、E……等，但可協助精油迅速被皮膚吸收，不同於一般食用油、動物油或礦物油，所以像大豆油、綿羊油、嬰兒油都不適合用來當基礎油使用。

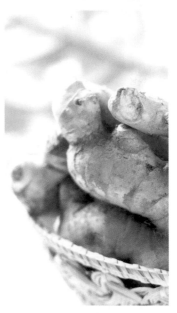

　天然植物油常見的有荷荷芭油、橄欖油、甜杏仁油、小麥胚芽油、玫瑰籽油、月見草油、玻璃苣油、葡萄籽油、酪梨油……等，可根據個人喜愛或方便使用，並不一定非哪一種植物油不可。若配方特別需要使用某種植物油，小萱老師都會特別註明。

　以下介紹常見的植物油種類與功用：

* 荷荷芭油

　── 常被用來護髮，是頭髮用油的最佳選擇。一般肌膚皆可使用，也可用於發炎的皮膚、面皰、溼疹、乾癬等。

* 甜杏仁油

——是美化肌膚的美容聖品，嬰兒、敏感性肌膚、乾性、皺紋、粉刺等都適用，其滋潤、軟化膚質功能極佳。

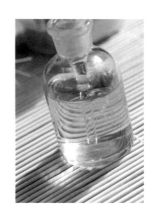

* 橄欖油

——是經過冷壓萃取的橄欖油，不是一般的食用油。其質地清爽，適合油性肌膚，多半用在減肥、曬傷及各種風濕、關節炎上。

* 酪梨油

——含豐富的維他命A、B、E及蛋黃素等成分，適合敏感性、乾性、溼疹肌膚使用，有獨特的潤濕功能，對於消除皺紋有不錯的效果。

* 葡萄籽油

——含有亞麻油酸及原花色素(Oligo Proanthocyanidin)兩種重要元素，及其他抗氧化物質；其清爽不油膩，容易為皮膚吸收，對於敏感性、暗瘡、粉刺肌膚有療效。

*月見草油

——對女性而言是一種很好的植物油，最常被拿來製成膠囊內服，因為它對

更年期及新血管疾病有療效。調和精油、乳液後，可改善皮膚病，如溼疹、癬及頭皮問題。

* 玻璃苣油

—— 能減輕皮膚的粗糙現象並可降低水分流失，增進皮膚保水度及健康，對於更年期症狀有改善作用。

* 玫瑰籽油

—— 含有高單位的亞麻油酸，且具有讓組織再生的功能，因此對於老化肌膚、皺紋、妊娠紋、疤痕都有不錯的功用，也有很好的美白效用。

* 小麥胚芽油

—— 富含維他命E，具抗氧化特質可延長複方精油的保存期限。具有修復肌膚的功效，對於乾性皮膚、疤痕、溼疹等皆適用。因為較為黏稠，一般會和其他植物油一同使用。

● 天然鹽

鹽本身含有許多礦物質，除了可食用外，也被廣泛運用在美容上。一般住在沿海的人都曉得如果身上有傷口未痊癒，到海邊游泳後，傷口會很快就好了，可見海水有其療效。

除了芳香療法外，大家都聽過海洋療法，其實在SPA中，鹽也是常見的入浴

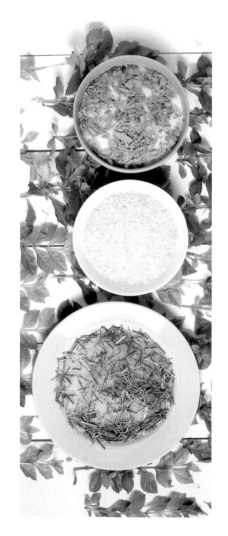

劑。

鹽可脫水去脂，也可美化肌膚，還有可用來融解精油，因此可以和精油一同使用。

所以泡澡時加入天然鹽，也是很不錯的方法。

本書所提到的天然鹽大致有以下幾種：

* 海 鹽 (粗 鹽)

粗鹽指沒有經過人工化學處理過的鹽，其本身含有豐富的礦物質，且蘊含日月精華及能量，用來泡澡再適合不過了。

一般市面上販賣的大都是精鹽，只是萃取粗鹽中的其中一部分，經過加工處理，很多礦物質都不見了，泡澡療效就差很多了。市面上也有許多標明泡澡用的鹽，不過還是有加工過的，價格也比較貴，所以要直接購買粗鹽，不但便宜又具療效。粗鹽可在傳統市場購買。

* 死 海 鹽

死海可說是目前紫外線破壞較少的地方，死海鹽鎂的成分是一般鹽礦的34倍。鎂對神經系統的放鬆有很好的效用，可幫助代謝功

能，用於美容方面也非常好。

死海鹽非常苦，苦中帶點鹹味，其含有高量的油脂，比較容易融化，用在按摩方面，可使身體變光滑。死海鹽可促進排汗，若搭配精油，更能排毒排汗，促進皮膚新陳代謝、細嫩皮膚、淡化斑點，因此在美容界被廣泛使用。

死海鹽比一般鹽巴輕、潮濕。因其鹽分比重高，因此人泡進死海也不易沉下去。現在有些SPA中心使用死海鹽的鹽浴，稱為死海池。市面上也有所謂的北歐天然鹽，不過不是死海鹽就是了。

目前台灣的台南七股推出「不沉之海——鹽滷健身池」，靈感就是來自「死海」，但其鹽的比重比死海高，也富含礦物質，人可漂浮在水面上不會沉下去。

＊岩　鹽

岩鹽又稱礦物鹽，顧名思義，有很多的礦物質。

岩鹽主要是因為造山運動而來的，在中國大陸四川、歐洲，約旦、以色列⋯⋯等地都有產出。不過世界最好的岩鹽產自喜馬拉雅山及安地斯山，因為那裡沒有污染且由人工開採，像山礦一樣可分層分等級，每一層礦物質成分都不一樣。

岩鹽中有一種很像粉紅帶橘紅色的水晶，很漂

亮，所以小萱老師稱它為「能量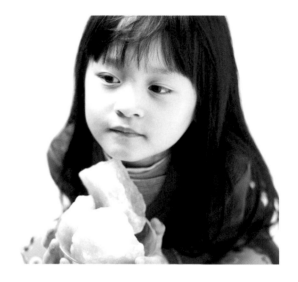紅鹽」，其含有人體主要的礦物質、低鈉、高鈣、高鐵及多種微量元素之水溶性礦物鹽，可以用來泡澡，也可用來飲用。

　　能量紅鹽的水分很少，不易融化，質地紮實。可先將能量紅鹽放在透明的玻璃罐中，加入一半的水，蓋上杯蓋，就會自動融化，之後每天取用一小匙，配一杯開水喝，即能獲取人體所需的礦物質。泡完澡若能喝上一杯，效果是最好的。

● 中藥材(藥浴療法)

　　藥草及中藥材的使用，是中國幾千年來的智慧與文化的累積，一樣能散發芳香氣味，用來泡澡有行氣活血、紓解情緒、消炎抗菌、潤肌嫩膚……等功效，不同的藥材有不同的療效，可說和精油不相上下。

　　如大家熟悉的艾草，搓揉時有一股濃郁的香味，能祛風濕治手腳冰冷，也可排毒；當歸更是女性常用的中藥材，可以活血通經絡；薄荷、香茅草……等。這些材料可以在青草藥店或中藥材店購得，其價格比精油來得低，不過使用時，若水溫太低，大都需要事先加水熬煮，讓其有效成分釋出，才能達到更好的療效。

草藥或中藥材，可以拿來當茶飲，也有不錯的效果。但由於有些中藥材味道較特別，又需要熬煮，使用上稍嫌麻煩，因此不如精油那麼流行。

● 藥草(花草茶)

　　不管是東西方，藥草不但可泡澡、入菜，也都被視為很好的天然飲品，對健康都有一定的療效，比一般市面上的碳酸飲料、咖啡因飲料都來得好。

　　由於西方藥草，大都含有美麗色彩的花瓣或芳香植物的莖葉，因此我們稱為花茶或花草茶；中國則概稱為青草茶，如洛神茶、苦茶……等。

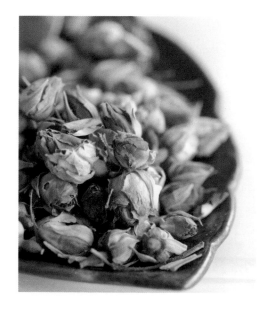

　　不同的藥草有不同療效，可針對自己的喜好，或本書的配方調配飲用。

● 茶葉

　　自古以來，茶葉即有去油脂、痱子、美化肌膚……等等之說，因此在東方發展出一套套飲茶禮儀規則，形成富涵人文閒情的「飲茶文化」。

　　茶的組成成分有單寧酸、咖啡因、芳香油、維生素、茶色素……等。其中單寧酸，可消除脂肪；咖啡因、芳香油能促進血液循環及新陳代謝；茶色素可以防止皮膚老化……

用茶葉泡澡，可柔軟手足角質層又兼具護膚作用，對皮膚病有相當好預防、治療作用，很適合皮膚乾燥的人使用；且其散發出來的芳香，也可消除疲勞。其中以綠茶、烏龍茶、杜仲茶等最具效用。

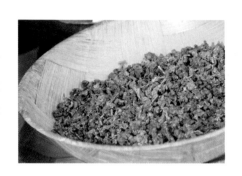

● 酒

　　沒錯！酒可以用來泡澡，而且潔淨力強，如紅酒、清酒……等都可運用。

　　酒浴能促進血液循環，讓身體保持溫暖，也可消除壓力。睡前泡澡，能預防失眠，此外也具美容效用，可讓皮膚光華有彈性。

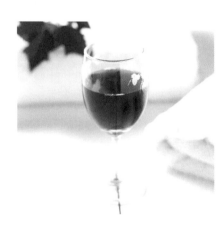

● 花瓣

　　置身在飄滿鮮花，陣陣花香撲鼻的浴池裡，不必談到有什麼療效，單單是浪漫的氣氛就能讓人感到自在幸福，煩惱與壓力都減半呢！大家耳熟能詳的埃及豔后，傳說中非

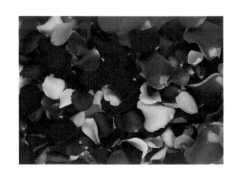

常喜愛用玫瑰花瓣入浴，以美化肌膚。

　　不同的鮮花種類有不同療效，甚至顏色不同也有不同的功效。有的可消炎、美白肌膚、促進血液循環，且花瓣的香味也可用來舒緩情緒與壓力等。一般像玫瑰、菊花、荷花……等，皆可用來泡澡。

●水果

　　水果富含豐富的維他命C，可滋潤美白肌膚，此外其成分對於感冒的預防、神經痠痛……等也有一定的療效，除了食用、榨汁飲用，也是一項不錯的入浴劑選擇。

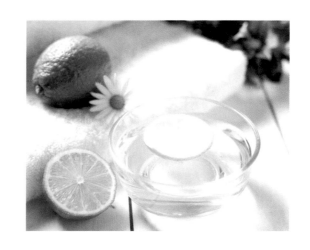

　　像蘋果、橘橙類、葡萄柚、檸檬等，都可以用來泡澡哦！

● 醋

　　醋的功用不僅是調味，還可以消腫去水氣、調節身體機能及養顏美容。由於醋含有有豐富的氨基酸、有機酸和維他命等等，對肌膚有柔和的刺激作用，可促進血液循環，殺死皮膚上的一些細菌，使皮膚光滑。此外，醋中的氨基酸，可以消耗體內多餘脂肪，因此對減肥也有幫助哦！

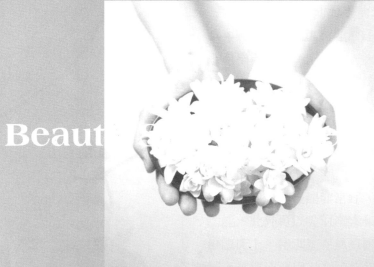

Beaut... ...enses

Part 2
● ● ●

五種感知美療

這裡的SPA泡澡——
在生理上它是健康的、美麗的；
在心理上它是放鬆的、愉悅的；
在性靈上它是自在的、自由的。
是一場美妙的感官與心靈的溝通之旅……

Sight
視覺營造DIY

　　男女選擇對象時，總會有一個條件是：「看順不順眼」；同樣的當我們進入一個空間或房間時，我們也會有舒不舒適的感覺；也有人對某種顏色特別喜歡或特別討厭，以上這些感覺通常在不知不覺中影響了一個人的情緒好壞，甚至影響了身心健康，這都說明了視覺感知的重要性。

　　埃及人、亞特蘭提斯人早已知曉，廣告業、行銷界、室內設計師和心理學家也都明白色彩就是力量，就是光。因為色彩存在著震動的電磁光力，帶著不同的震動能量，影響每個物質的身體、行為、心理、情緒及靈魂。我們只要一張開眼，便可看見各種不同的色彩，人類無時無刻不受色彩影響。

　　因此，在HOME SPA中，視覺的營造是很重要的，小萱老師在此除了提供實體的視覺設計外，還特別提供顏色光的視覺冥想療法，讓你在泡澡時可以來個視覺顏色之旅，既簡單又省時更不需要花費金錢。

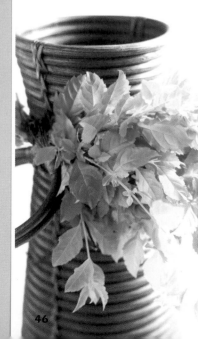

● 實體的SPA視覺營造

1. 首先最基本的就是要把房間、浴室打掃乾淨，物品排放整齊，這是視覺舒適的第一步。

2. 在房間角落、桌上、浴室，種植或擺上一些綠色植物、香草植物、鮮花，如幸運竹、薄荷、玫瑰。香草植物可信手採擷搓揉，就是很好的入浴劑或薰香劑了。也可以在浴池中、枕頭上放上一些花瓣。

3. 運用不同色彩的桌布泡澡工具、蠟燭或畫作，來妝點房間、浴室，只要自己看起來覺得心情舒適即可。

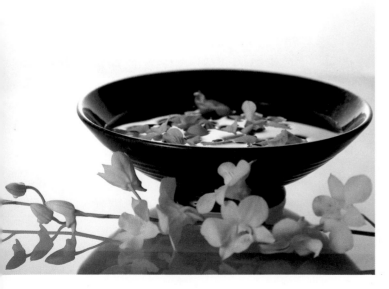

● 脈輪顏色光的冥想法

這種彩色光的冥想法，是運用古印度瑜伽的脈輪原理而來的，所以冥想前需要先了解一下人體脈輪的分布和顏色的關聯性。

古印度瑜伽指出人體有七大脈輪，那麼脈輪是什麼？它是一種不斷旋轉類似紡錘形的能量中心，是喚醒並且平衡生

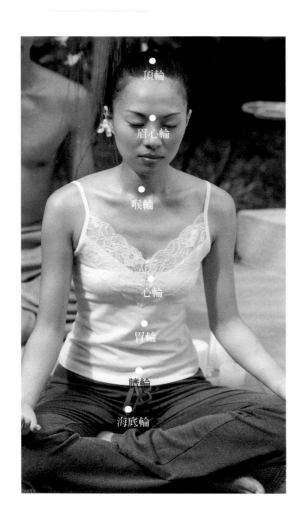

頂輪

眉心輪

喉輪

心輪

胃輪

臍輪

海底輪

理、情感、心智、靈性等等層面能量的好方法。

　脈輪分布在人體脊椎尾端到頭頂上方，每一個脈輪各有其相對應的器官、色彩、特性，因此可藉由冥想色彩光來平衡失調的身心感官功能，讓身心回復自然健康的平衡狀態，以更積極正面的態度面對這個世界與未來。

　其實，脈輪所在的位置類似中醫的穴位，和經絡原理相似，用這樣來理解，就更簡單易懂了。

　泡澡時可做色彩的視覺冥想，以下介紹的方式在平時也可以做練習，只要找一個不受打擾寧靜且讓自己感到自在舒適的地方即可。

人體七個脈輪位置及代表顏色特性

脈 輪	位 置	腺體	特 性	功 效
頂輪	頭頂	松果體 腦下垂體	放下、與大自然宇宙合一、服務、治療	放鬆、安定心神
眉心輪 (第三眼)	前額與兩眼之間	松果腺	直覺、靜心、洞察、明白、敏銳	潛意識、放鬆
喉輪	喉嚨(頸部)	甲狀腺 副甲狀腺	創造力、溝通、和平、表達	止疼、鎮痛 平衡荷爾蒙
心輪	心臟(胸椎)	胸腺	愛、慈悲、平衡、給予和接受、安全感	肌肉放鬆 充氧、平靜
胃輪 (太陽神經叢)	肚臍和橫隔膜之間(腰椎)	胰臟	力量、自信、學習、智慧、決心、領導力	排毒
臍輪	生殖器之上、肚臍之下(薦骨)	性腺	歡愉的追求、樂觀、創造力、想像力、驚嚇	增強喜悅感 增強荷爾蒙功能
海底輪	會陰部(尾椎)	腎上腺	生存的渴望、熱情、活力、性能量	激發功能

● 冥想方法

1. 閉上眼睛，深呼吸，呼吸要緩慢而深長，反覆幾次，讓全身肌肉放鬆，讓自己心平氣和為止。（腹式呼吸）

2. 想像一道燦爛光輝的白光從遙遠的地方而來，白光從頂輪(頭頂)灌透而下，依序進入身體各個脈輪，最後全身充滿白光，盡量讓自己帶著積極樂觀的想法，迎接燦爛希望的白光。如果沒有特別的疾病，讓白光從頂輪射出，回歸自然。

3. 若有一些疾病，可以根據小萱老師在SPA配方中建議的顏色，於白光冥想約3分鐘後，同樣的方式，冥想那個色彩自頂輪灌透而下，依序進入各個脈輪，可以在疾病的痛處範圍做停留，然後至全身，最重要的是心中帶著那個色彩顏色的正面特性，且不斷重複這樣的信念，你將重拾生命的熱忱與希望，進而減輕疾病。

4. 約10分鐘後做深呼吸，讓色彩自頂輪射出，回歸自然，你的身心將重獲自由與充滿希望。

腹式呼吸

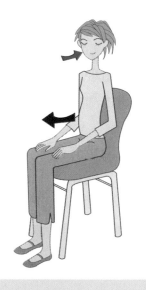 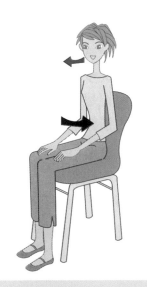

步驟一 吸氣
集中精神、心平氣和,用鼻
子深深吸氣,要緩慢細長,
此時腹部因充滿空氣而凸出
來。

步驟二 呼氣
將腹部的空氣透過鼻子
緩慢呼氣排出,直到腹
部平復。

人心靈上的寧靜與撫慰，讓人感到情緒上的平衡。

　　其實，也有許多臨床研究發現音樂可以用來治療疾病。其原因應該在於情緒和疾病息息相關，而音樂又能影響一個人的情緒，所以中醫常說「怒傷肝」，以這樣的角度來看，是很容易理解為什麼SPA中需要音樂了。

● 音樂可以影響腦波的運作

　　精油香氛加上音樂，可以幫助腦波更容易進入放鬆狀態，而腦波中的 α、β、δ、θ 則影響著人體的運作，和健康息息相關。

　　α 波是放鬆、靜心的腦波，對應腎、膀胱，情緒表現是驚恐，如果我們受到驚嚇，就無法放鬆進入 α 波。入浴時作腹式呼吸，能非常有效的將腦波轉化成 α 波，身體也會分泌腦內嗎啡，達到放鬆、止痛、愉悅的情境。

　　β 波是工作的腦波，對應肝、膽，肝膽識屬於決策、計畫專注的器官，若白天過度運作，晚上就無法放鬆，自然就會產生失眠狀態。

　　δ 波是深度熟睡的腦波，進入無意識狀態，身體進入再生的時刻，它提供我們恢復體力的睡眠。如果無法進入 δ 波，就會很容易疲倦。

　　θ 波進入潛意識狀態，也是作夢的腦波，此時大腦進入再生階段，θ 波儲存豐富的記憶、知覺和情緒。細胞在此狀態中容易得到充分的更新。

Smell
嗅覺營造

　　精油的天然植物香氛氣息對身、心、靈等方面有很好的平衡作用，聞起來令人感覺舒暢，淨化了精神狀態，癒合心靈傷口，因為它可以幫助神經傳導物質分泌，讓身體達到平衡，進而改善各種不適的症狀，此外它的抗菌殺菌能力極佳。

　　精油在精神層面上具有很不錯的療效，也被廣泛運用，而其散發出來的迷人植物香氛魅力，更是精油如此受歡迎的重要原因。利用精油薰香，除了讓整個環境瀰漫著淡淡清香，也為泡澡帶來好心情，無形中整個人都放鬆了，是全套HOME SPA中不可缺少的。

　　用不同的精油薰香有不同的效果，如有幫助睡眠的，也有提振精神的，有催情的……等，所以選擇自己喜愛且適合自己的精油是很重要的。

● 蠟燭式薰香器薰香法

　　薰香影響的範圍比較廣且久，是全套HOME
SPA泡澡時享受嗅覺的最佳選擇。薰香器具有許多
種類，使用插電式安全性高且操作簡便，故在這裡
只介紹如何使用蠟燭式的薰香方法。

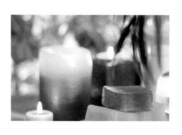

　　一、將溫熱的水倒入器皿中，約八分滿即可(也可用冷水，但香氛揮發得較慢)。

　　二、視個人喜愛，或小萱老師精心為您調配的配方，滴入6～8滴的精油。

　　三、點上蠟燭，水溫漸漸加熱後，即可聞到空氣中瀰漫了芳香。

● 普通蠟燭薰香法

　　如果沒有薰香台，也可以用家裡一般用的普通蠟燭。

　　方法一：在普通蠟燭的蕊心滴3～4滴精油，再點火，即可享受精油香氛。

　　方法二：一般蠟燭點燃後，周圍會形成液態狀，可在液態狀上滴上3～4滴精
　　　　　　油，但切記不要直接滴在火焰上，以免造成危險。

　　注意：要保持空氣的流通，不能完全密閉。

● 香氛吸入法

　　如果剛好鼻子不適或精神不繼時，可將精油滴在手帕或面紙上，再直接吸
入。適合外出或在辦公室時使用，是非常簡易的方法。

Touch
觸覺營造

　　觸覺顧名思義是「接觸的感覺」，在這裡指的是透過按摩與身體肌膚及心靈的touch，是個人面對自己的接觸、夫妻情侶之間的接觸、乃至家人的接觸。

　　泡澡時可以用雙手按摩身體穴位或全身，主動給疲憊的身體愛的回饋。運用精油按摩，是專業SPA中最重要的一環，甚至可說沒有享受按摩，就不算是真正的進入SPA的精神。透過按摩可以有效地將精油及其能量導入身體內，將精油效用發揮到極致。

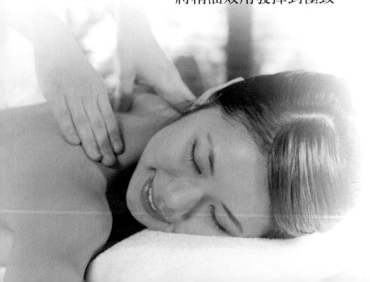

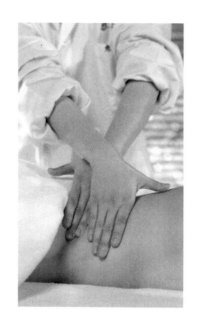

● 按摩是與身心最親密的接觸。

　　在生理上按摩可以讓肌肉放鬆、血液循環更為暢通，減緩不適的症狀，達到治療的效果，而且對皮膚也有很好的美容效用。在精神上藉由輕柔的按摩可以激起一個人愛的感知，有著備受呵護及具安全感，不再不安恐懼或忸怩害羞，讓身心更為健康。

　　如果家人的感情疏離，按摩就是增進彼此感情最簡易最好的方法，如幫父母親按摩肩頸；夫妻之間也可以藉由泡澡及相互按摩，增進親密關係。試試看，幸福就駐足在你家。

　　當然按摩也是有原則和方法的，只要依照小萱的方法，持之以恆，即能按摩出好感情好身材。

● 按摩的兩項大原則

　　不管是使用雙手或按摩刷按摩，都要掌握以下兩大主要原則，在此基礎下做任何動作的按摩。

　　1. 往心臟的方向按摩或刷洗。

　　2. 以順時鐘方向按摩或刷洗。

* 穴位按壓法

單手按壓
1.以大拇指指腹按壓，其他四指伸直，是最普
 通的按壓方法。
2.以手掌掌握按壓，面積較廣。

雙手按壓
1.以左右拇指指腹伸直按壓，其他雙手四指伸直。
2.以左右手掌重疊按壓，比單手力量穩定。

拳頭按壓
1.握拳，以關節突出部位按壓。
2.握拳，敲打肌肉痠痛部位。

* 肌肉按摩法

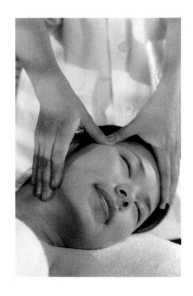

抓捏法：單手或雙手
1.以整個手掌反覆握抓、放肌肉。
2.大拇指與四指左右分開，反覆握抓、放肌
 肉。

3. 以1、2方式握住要按摩部位，做旋轉柔捏。

推揉法：雙手或單手

1. 整隻手撫貼摩擦畫圈，按摩需要處。

2. 雙手掌合併成十字交疊，畫圈推摩需要處。

● 身體按摩刷洗法

　　身體痠痛或想要塑身瘦身，可以配合按摩油，再加上專門的按摩刷，可收事半功倍之效。若沒有工具，當然也可以靠雙手，只是會比較累而已。

　　以小萱老師的臨床經驗而言，蠍尾刷是很不錯的按摩刷洗工具，尤其想要瘦身或肌肉痠痛的人，最好使用蠍尾刷按摩刷洗。

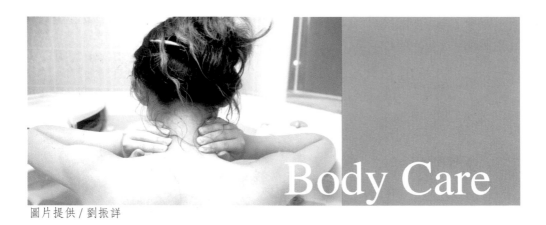

Body Care

圖片提供 / 劉振詳

* 肩頭

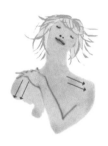 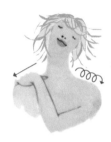

— 手：直接由上往下旋轉
　作抓捏或推揉按摩。

— 蠍尾刷：從頸側由上往
　下刷至肩膀，直到肌膚
　泛紅為止。

* 手臂

— 手：由手腕往上推柔抓捏，再由手部
　外側向內旋轉抓捏。

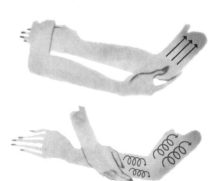

— 蠍尾刷：旋轉直刷，一路從手腕關節
　到肩膀，直到皮膚泛紅為止。這樣手
　臂會變得較纖細，讓你大方穿上無袖
　上衣了。

* 腹部

    ── 手：以雙手交疊，輕輕地以順時
        鐘方向推揉按摩。

    ── 蠍尾刷(按摩刷)：以順時鐘方向按
        摩腹部，再以橫
        向來回方式刷洗
        腰際，這樣可以
        讓腰更纖細，脂
        肪消失。

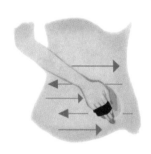

* 臀部

    ── 手：用雙手由下往上旋轉推揉、
        抓捏按摩。

    ── 蠍尾刷：於大腿與臀部
        交接地方，由下往上刷
        洗及打圈的方式按摩臀
        部，有提臀的功效。

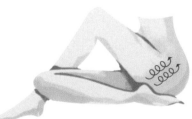

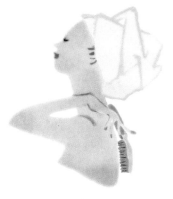

* 背部

由於背部自己比較難刷洗按摩，可以用長柄刷、長形沐浴巾刷洗，一樣由下往上，以打圈的方式按摩。

* 腿部

— **手**：以雙手由下往上、由中央往兩側推揉、抓捏方法按摩。

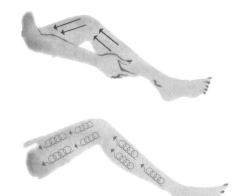

— **蠍尾刷(按摩刷)**

1 由足踝往大腿方向，以旋轉打圈的方式，刷洗按摩至皮膚泛紅。
2 先刷腿的內側再刷外側
3 然後刷腿的前面，再刷腿背(小腿正面幾乎都是足骨，故不刷)。

這樣可以減輕疲憊、浮腫的雙腳，也能使雙腿更為勻稱修長。

● 足部腳底按壓

足部可說是人體第二個心臟，幾乎每一部位都有相對應的代表器官，能反映出一個人的健康情況，因此泡澡時可針對自己的症狀，以指腹按摩反射的症狀處，詳圖請參考本書附錄。

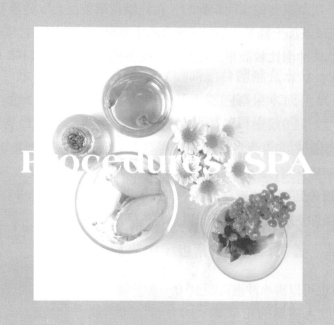

Taste

Procedures SPA

Part 3

● ● ●

方法程序

大自然充滿奧秘的能量，
也許你無法常常甚至很少沐浴在樹林、草原中，
但是你可以藉由小萱的全套HOME SPA，
領略自然的芳香氣息，學習自然的從容自在，
讓生命多留一些美麗的驚喜倩影。

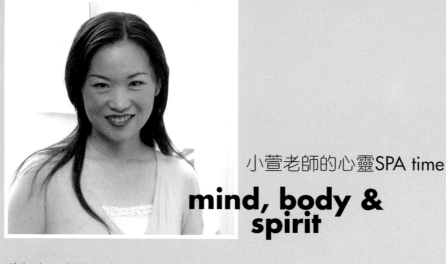

小萱老師的心靈SPA time

mind, body & spirit

曾經有一位男性來到小萱老師的美容養生中心，
他是大公司的老闆，即使在經濟不景氣下，
公司的經營依然相當穩定。
他皮膚黝黑，行為舉止非常客氣、嚴謹，
小萱老師發覺他的肩頸非常僵硬，
應該是壓力太大的關係吧！
在療程結束後，小萱老師要他回家時泡澡，

結果，第二次來時，
他問小萱老師可不可以不要泡澡？
他表示，坐在水裡面什麼都不做，令他覺得很痛苦，
幾乎不到五分鐘就泡不下去了。

其實，小萱老師並不驚訝，因為這樣的人不在少數，
他們平時都是積極認真的工作者，

很少有放鬆或休閒時間，生活總是忙忙忙，
也許他們收入都不錯，可是生活品質卻需要再加分。

所以遇到這種類型的人，
小萱老師都要求他們回家一定要泡澡，
體驗一下什麼都不做的感覺，好好面對自己，
傾聽一下內心深處的的聲音。
除了工作外，多久沒有呼吸到大自然的新鮮空氣？

多久沒有赤腳行走在陽光沙灘上？
前一次開懷大笑距離現在有多久了？

其實，泡澡時正是與自己的心靈溝通的最好時機，
再也沒有像此時此刻如此接近自己，如此的親密了，
尤其是結婚的女人，
只有此時才完全擁有自己的時間，更是不能錯過。

試著泡澡時什麼事都不做不想，
瞭解自己能真誠面對自己的時間有多久？
也許你對生命將會不一樣的感受，
然後學習作一位懂得生活的人，
記住：工作一百分不稀奇，生活一百分才是最重要的。

●水壓效果

我們都知道水有壓力，能讓身體產生收縮作用。如泡澡時水深及肩，盆浴中的水對身體便會產生1200KG的水壓，因此，下肢收縮約1.5cm、腹部3-6cm、胸部約1-3cm，出浴後壓力解除，血管因而重複進行收縮及擴張，促進血液循環。

泡澡時，水面和水底壓力不一，因此泡浴時上下動動手腳，利用水壓差，可有效發揮縮張功效。

有許多人因站立過久，造成下肢浮腫，便可利用水壓原理泡澡，強化血液流通，消除腳部疲勞及浮腫現象。

●浮力效果

在水中身體重量會受到浮力的影響而減輕約10%，所以當我們在水中做一些運動或大動作，比較不會有運動

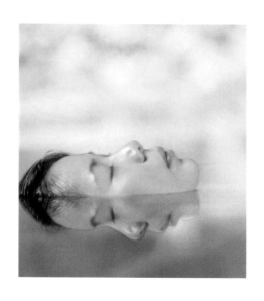

傷害。

　人在緊張的情況下，肌肉會促使全身僵硬，刺激腦部使充滿壓力。但因為浮力關係，泡澡能緩和肌肉的緊張感，也可以減輕因痠痛而活動困難的關節部位、減少腦部壓力，身心方面得以放鬆。

● 溫熱效果

　用適溫(38-39度)的熱水泡澡，能使身體由內而外產生發熱的功效，即溫熱效果，也是醫學上所謂的「溫熱治療」，可說是醫療的根本。

　因為身體暖和了，就

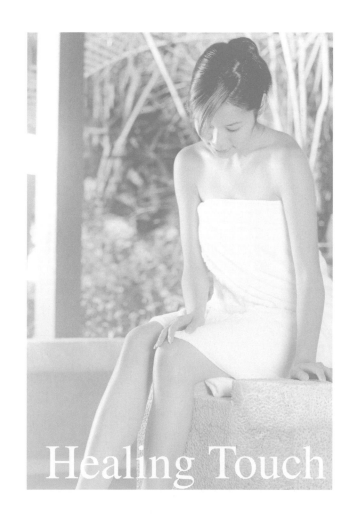

Healing Touch

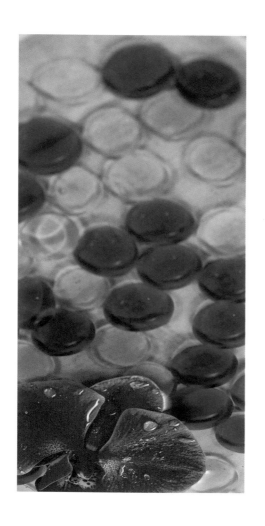

能讓血液順暢，進而使血液循環更好，促進新陳代謝。許多人手腳冰冷或肌肉痠痛，主要也是因為血液循環不良所致。

血液循環不好，營養便無法被吸收，於是身體不要的廢物無法排除，疼痛、痠痛隨之而來，更嚴重的話各種疾病甚至癌症都可能罹患。

身體疼痛時，會產生一種有害的發痛物質，如果血液循環暢通則可將有害物質排出，進而促進新陳代謝，反之則否。

所以血液循環良好順暢，疾病就會消失，免疫力自然提升，身體健康，心情也會跟著high起來，整個人自然神采飛揚，美麗有自信。

Bathing

適用每個人的安全泡澡 方式

你瞭解SPA可以美容瘦身，也可以減輕壓力、加入不同的入浴劑有不同的療效等種種好處，但你可能不知道人體上、下半身的溫度是不一樣的。

人體上半身的溫度比下半身高約2~3℃，這也是為什麼入浴前，要先沖腳，讓溫度提高和上半身差不多時再入浴的原因。

泡澡時溫度如何影響人體健康，這可是泡澡的一大學問！因為泡澡時水溫度差1、2℃療效就差很多。小萱老師會針對不同狀況建議適當的水溫；如果無法預測溫度，可用溫度計測量，或感覺比自己體溫高一點點即可。

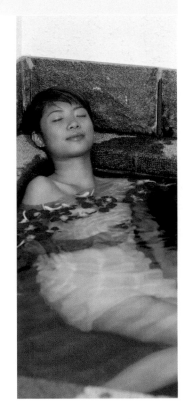

●水溫過高，易造成反效果

日本人喜歡泡高溫湯，但患有高血壓的人就不能泡，因為高溫會促進交感神經興奮，讓血管縮收，讓人容易緊張；且浴後起來時接觸到比水溫還低的空氣，冷熱交替，血管一下擴張、一下收縮，就容易發病。

有些中高溫泡澡的方法，需要泡幾分鐘後起來，然後再泡，反覆幾次，這樣不但太麻煩了，且雖然對某部位有益，但也可能造成其他部位的傷害。

若用高溫泡澡，通常是表皮溫熱，體內根本沒有產生溫熱效應，只是水分的流失而已。就好像煎魚一般，表燒焦皮了，裡面卻還是生的。此外高溫沒辦法泡太久，也就無法產生溫熱效果了。

●最安全的泡澡法

雖然一般都認為泡澡水溫以不超過40℃為原則，不過小萱老師要跟大家說明，真正最安全且時間可較久、適合每個人的泡澡方式是：水溫38℃左右的半身浴。

這樣的泡澡方式，溫熱效果是從下漸漸向上循環，然後慢慢擴及全身，是很溫和的方式，不會造成心臟血管的壓力，因此第一次泡澡的人也能接受。

如果泡久了水溫變冷，可以再加溫讓水溫高一點點，但不要一開始就使用高溫。

如果水位過高，其造成的水壓，對呼吸系統或心臟不好的人來說，泡澡就無法持久。

Allocation
稀釋調配精油的方法

　　由於精油不溶於水而溶於油脂，且濃度高不宜直接接觸肌膚，爲了達到泡澡及發揮精油療效，精油需要經過稀釋調配的動作。因此小萱老師特別提供有下列幾種調配方法：

★ 鮮　奶：　將精油6-10滴滴在約10cc的鮮奶中或無香味的泡泡浴精中，再倒入浴水中，即可享受精油泡澡樂趣。

★ 植物油：　將精油滴在植物油(基礎油)中稀釋，再倒入浴水中即可，調配比例爲6~8滴精油、5ml的植物油。由於加入植物油關係，會感到些許油膩，但卻有保養皮膚之效。其油份很快會被身體吸收的，浴後擦乾即可，很適合冬天泡。

★ 天然鹽：　可將6～10滴的精油直接滴在約50公克的天然鹽，因為鹽有脂肪成分，約5分鐘後精油會慢慢溶解，之後再放入浴水中即可。
　　　　　　　利用鹽泡澡，皮膚會較乾燥，澡後要記得擦保養乳。

Effect
三種泡澡方法，三種不同的效果

　　泡澡水位的高低大有學問，因為它與身體受壓、循環及水的浮力有密切關聯，更關係到健康問題，所以一定要有基本的概念，否則就無法愉悅的享受SPA泡澡樂趣了。

　　一般來說，常見的泡澡方法有全身浴、半身浴及臀浴三種，各有其特性及療效，瞭解後即可以針對自己的需求作選擇。

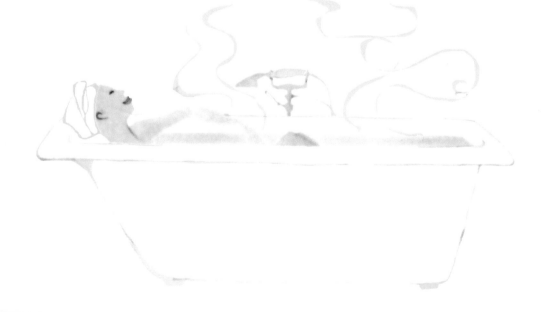

●全身浴

　即肩膀及肩膀以下的身體
部位都浸泡在浴水中。

　此方法很容易發汗，不但可以祛寒
通經脈、調氣血，且易發揮瘦身功
效，對於想瘦身的人來說，是很
好的選擇。

　全身浴對於消除疲憊、全
身放鬆也有幫助，不過不
宜泡太久，尤其是水溫太
高時。

　通常泡全身浴前，要先
泡半身浴幾分鐘，習慣水溫
後再加水至全身浴，以避免腦
沖血的危險。

　此外要特別注意的是，由於水
壓效果，容易產生不適，因此一般
患有心臟血管疾病的人，應避免泡全
身浴。

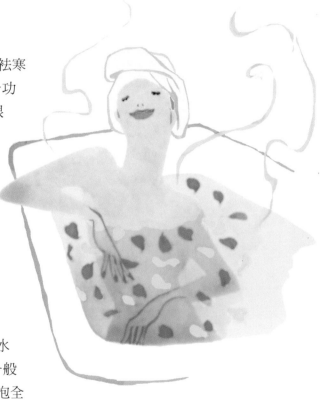

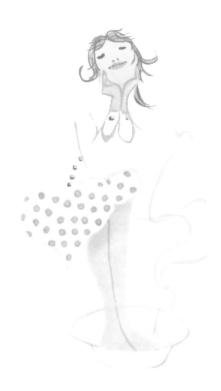

● 半身浴

水位左乳房以下，即腹部及腹部以下的身體部位都浸泡在浴水中。

半身比全身浴來得安全，不會讓人感到胸口緊繃或不舒服，而且可以使全身肌肉放鬆，舒緩腰痛及肩膀僵硬，還有要消除精神緊張，半身浴可以說是最佳選擇。

半身浴，水溫和體溫一樣或高一點，對於患有心臟血管疾病者來說，不會造成太大威脅。

用半身浴排毒時要記得胸部以上包含臂部不要放入水中，水溫38-40度，由體內慢慢溫熱，上胸、手臂、頭頸即使不泡熱水，也會慢慢發汗達到溫熱的排毒效果。

● 臀浴

即肚臍以下的身體部位浸泡在浴水中。

臀浴對一些女性疾病及生理不適、便秘……等有一定的療效，同樣也能促進下半身之血液循環及新陳代謝。

Recipe
按摩油的調配法

一般而言，SPA中所指的按摩油大都由天然植物油（基礎油）和精油調配而成的，不過在家時也可運用現成的材料，如身體乳液、天然鹽、牛奶等調配。

由於按摩油會有氧化問題，最好一次使用完，若有剩餘則需存放在深色瓶中，最好寫上日期及名稱，避免過期或遺忘了。經植物油調和過的精油——按摩油，保存期限比較短，約2個月左右，要特別留意。

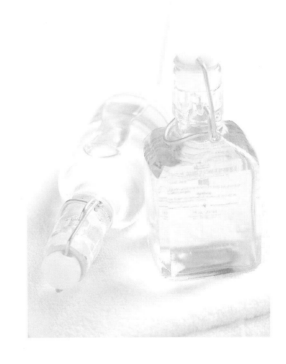

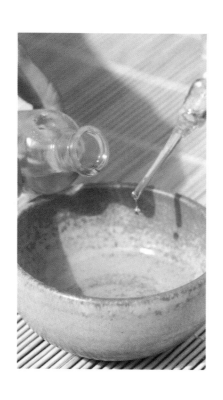

● 調配方法

一、準備工具材料

量杯、調油小皿、深色玻璃瓶、天然植物油、精油，或身體乳液、天然鹽、牛奶等。

二、將植物油倒入調油小皿：

份量的準備一般肌膚通常是6~8滴精油搭配10ml的植物油。孕婦則精油滴數減半；嬰幼兒只需約2滴精油，再調和20ml的植物油。

三、滴入精油：

滴入適量的精油於調油小皿中，用玻璃棒攪拌即可，其他如身體乳液、牛奶等亦同。

Preservation
保存精油的九種方法

百分之百純精油一般的保存期限約2～3年。但精油具高度揮發性，若保存不當容易影響品質及效用。

一、置於陰涼乾燥處

精油的高度揮發特性最怕日照及強光，要置於陰涼通風處，以確保品質。

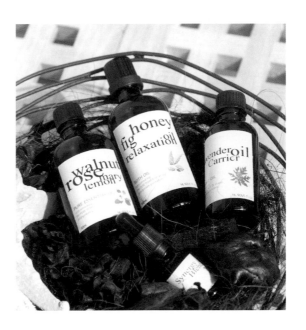

二、存放在密封深色玻璃瓶內

如果你買的是具有品質保障的精油，一定是用深色玻璃裝的；若自己調配的精油或植物油時，沒有使用完的則需要存放在其他密封的深色玻璃瓶內，盡快使用完。

三、不宜放在溫度不穩定之處

精油很敏感，所以過熱或太潮濕等溫度不穩定處都要遠離，如過熱的電器、火源、廚房、浴室等。

四、不宜放在冰箱內

有許多人習慣將保養品存放在冰箱內，但是精油不行，因為冰箱溫度低，將促使精油變混濁，而且拿出來後溫度從冷變溫變熱，冷熱不穩定的狀態下，精油很容易變質。

五、栓緊瓶蓋且減少開關次數

精油易揮發，使用後一定要記得立即將瓶蓋栓緊，且盡量減少開關次數，以免接觸空氣加速氧化，讓精油變質。

六、倒出來的精油不宜再裝回瓶中

精油倒出來後最好一次使用完，不要再裝回瓶中，以避免瓶內的精油受污染。

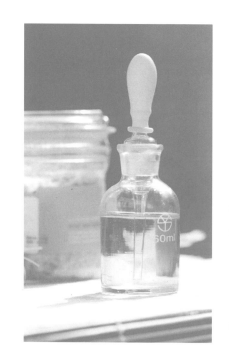

七、放在兒童拿不到的地方

精油不宜口服，若需要也一定得要經過專業的芳療師調配，為了避免好奇的兒童誤食，一定要放在兒童拿不到的地方。

八、可放在木製盒中

將瓶裝的精油放置在木製盒中，是最好不過了，因為木製盒係取自天然的樹木，和精油屬性相同，可將精油的香芬保存得更完整。

九、小麥胚芽油可延長保存期限

使用精油按摩時需要用基礎油調配，而基礎油中的小麥胚芽油具有抗氧化功能，因此在調配的按摩油中加入約10％的小麥胚芽油，可延長按摩油配方的保存期限延長至六個月之久。

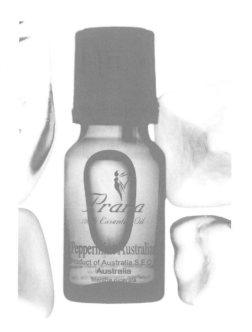

Treatment
完全理療四大階段

　　SPA理療，主要的觀念在於「平衡」，一切身心疾病都是「失衡」所致。身體失衡，疾病產生；心理失衡，情緒變化，精神性疾病產生。

　　所以，SPA理療主要是去除身體不要的東西，再補充需要的，藉由放鬆、解毒、排毒，補充能量，讓身心處在一個平衡狀態，事實上這正符合了中西醫的觀點。先瀉再補，也就是把身體的垃圾清乾淨了，新的滋養才能進來，否則身體充斥著毒素，根本無法再補充容納其他新養分了。

　　不過，小萱老師要強調的是，SPA只是一種水療法，畢竟不是醫療，我們可以將SPA視為一種輔助、幫助的方法，因為它大概可以解決30%的問題。如果身體有任何疾病，首先還是需要看診，以精

確瞭解身心健康狀態。

完整的SPA理療，可分為四大階段，基本上整個療程週期約2個月，每個階段平均2個星期，可視個人本身狀態做調整，短則一個半月，長則一季、半年至一年為一個週期。每個星期至少泡澡2次。

小萱老師也針對各階段提供可幫助的精油及配方。你可選擇適合自己的精油搭配，只要掌握調配精油的要點即可；也可以直接使用提供的泡澡配方。其他過程和前述的正確泡澡程序相同。

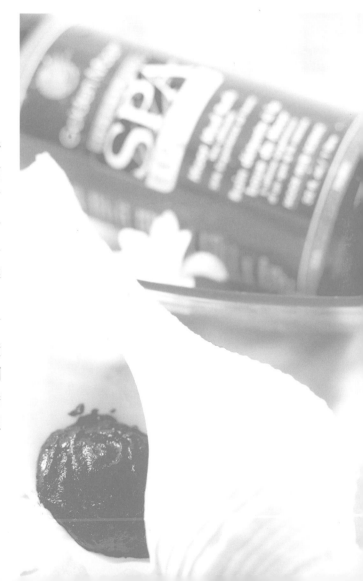

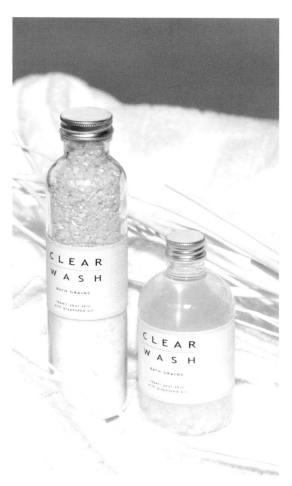

第一階段 放鬆

面對緊張、壓力、失眠、疲勞不斷的生活，又沒有運動習慣時，身體肌肉早已不知不覺緊繃，全身循環變差，氣血無法抵達末梢神經，肌肉僵硬、痠痛隨之報到，進而引發各種疾病。

所以，SPA理療的第一關鍵就是讓身體、情緒放鬆，末梢神經系統運作正常，以促進淋巴及血液循環。如果沒有放鬆，就沒有效果可言。

透過末梢神經的放鬆，可以調整自律神經系統，讓交感、副交感神經協調，正常運作，中樞神經系統也跟著放鬆，感到愉悅。如此一來，我們的肝、膽、胃、膀胱……等器官將平衡運作，維持身體健康。

此外，神經末梢的放鬆，藉著SPA水療、按摩，有很好的放鬆效果，但真正的內心放鬆與寧靜必須將「靜心」的品質融入生活。內在器官的協調運作，如同內在工廠的管理，當失調時，必需檢視失調的原因，找到好技師、正確的方法，才能使工廠順利正常的運作。為自己及家人找到一位優秀的顧問，在需要時可在最快的時間內，協調找回原來的平衡。

＊ 幫助放鬆的精油

　　洋甘菊、薰衣草、依蘭、柑橘類、天竺葵、馬鬱蘭、玫瑰。

＊ 幫助放鬆的泡澡配方

- ‧趕走沮喪　　　　（見P.126）
- ‧消除壓力　　　　（見P.127）
- ‧趕走失眠　　　　（見P.128）

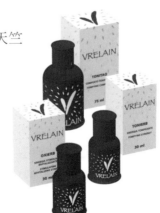

第四階段 能量補充

當身體有害物質被掃除，身體血液循環、新陳代謝運作良好時，就需要補充新的能量了。這就如同中醫所說的「瀉」完之後，就需要「補」，要不然沒有足夠的燃料，身體各機能也就無法正常運作了。

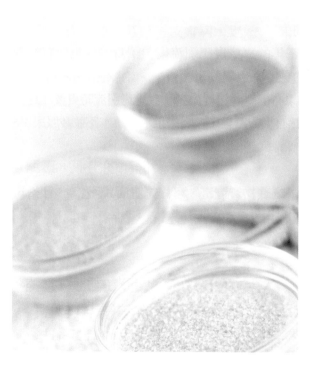

SPA排毒時，皮膚容易鬆弛，所以排毒後，就需要補充能量，緊實肌膚，讓肌膚恢復彈性。此外，排毒時也容易長青春痘，所以在這個階段也強調對肌膚的調理作用，才算完成。

完成SPA理療四個階段後，你會感到身體變得自在、輕盈多了，而且精神情緒上也會變得愉快，痠痛、疲勞症狀消失了。不過，小萱老師要提醒大家，整個理療過程不要間斷，想要擁有健康美麗，就不能過於懶散哦！

之前的淨化排毒工作，如同被灰塵覆蓋、長滿了蟲子的樹木，將之修剪、除蟲、洗滌、翻土，樹木已經煥然一新了。現在要注入肥料，讓樹木可更強壯，更有生命力，不容易再受外界的傷害。讓人體鬆垮的肚皮、手臂、皺紋緊實年輕起來，充滿體力精力，讓人回到年輕的感覺。擁有體力、恢復信心。檢

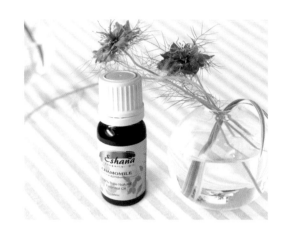

視你是誰？你要做什麼？你現在可以去哪裡？你的身體可以支持你完成多年來想追求的夢想。

＊ 增加能量的精油

肉桂、乳香、天竺葵、胡蘿蔔、玫瑰、月見草油、檀香、馬尾草萃取液、聖約翰草萃取液、箆麻油(溶於水，對皮膚有保濕、調整作用，感覺又不會油膩)。

＊ 增加能量的泡澡配方

- 保濕抗皺法　　　　見P.118
- 彈性緊實肌膚法　　見P.120
- 美胸健胸法　　　　見P.119
- 不再手腳冰冷　　　見P.132

Instrume a and Materials SPA

Part 4

• • •

美容瘦身

許多人因為內在的不安全感，
自然而然會有保護自我的潛意識行為，
於是表現在身體層面就是——分泌更多的脂肪；
表現在行為層面上可能是——
急躁、緊張、好吃、懶散、沒有自信……

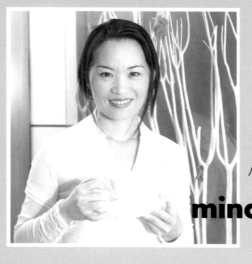

小萱老師的心靈SPA time

mind, body & spirit

關於皮膚有困擾的人，
有時小萱老師和他們討論的是——
如何愛自己？如何在這個地球展現自己？
因為皮膚是生理心理的反應……

關於想瘦臉的人，
有時小萱老師和他們聊的是——
隱藏在過去經驗上的不愉快，
因為臉是靈魂的鏡子……

關於想減重的人，
有時小萱老師並不談論太多關於如何吃的問題，
而是探討身體為什麼需要這麼多的脂肪來保護？

人因為內在的不安全感，
自然而然會有保護自我的潛意識行為，
於是表現在身體層面就是－－分泌更多的脂肪，來保護身體；
表現在行為層面上可能是－－急躁、緊張、好吃、懶散、沒有自信……

有些人上美容瘦身沙龍，
以為把錢交出來，
從此就完全是別人的事了，
這又是一種美麗的錯誤觀念，
試想自己都無法對自己的身體負責，
別人又該如何細心呵護呢？

學著釋放負面能量，
學著傾聽身體發出來的信息，
學著傾聽心靈內在的聲音，
找出那個一直困擾你的憂慮
及不愉快的經驗，
當身心達到平衡時，
美麗自然會顯現，帶來更多的自信光彩。

搶救下半身 ── 消水腫

　　你是否發現每到中午過後，腳就開始腫脹，連穿著鞋子都感到很不舒服；下班即使逛街也是心有餘而腳不足，更別說是要運動了。其實長期久坐、久站與下半身循環差而造成肥胖的人，多半有下半身水腫的問題。

　　促進血液循環是消除水腫的首要條件，因此泡熱水澡、按摩等，都可以改善讓人煩惱的水腫及梨型身材，不過平時養成運動習慣，還是最根本之道。

　　杜松是很好的消水腫精油，對減肥的人很適合，因為它是很好的利尿劑，是治療泌尿系統的好藥材，對於水腫、滯留的體液，乃至於橘皮組織、蜂窩組織炎都有功效。檸檬對全身有清潔淨化功能，使血液暢通，緊實微血管，再加上粗海鹽含有許多的礦物質，對於塑造下半身窈窕曲線，都有不錯的作用。

　　要特別注意的是，下半身水腫也與腎、膀胱的排水有關，故平時少吃太鹹太重的口味，勿喝冰冷料，也是改善水腫的重要方法。

Recipe

● 泡澡配方
　1.杜松3滴、檸檬4滴、葡萄柚3滴。
　2.約3～4顆檸檬皮，切條放入棉布袋，加入50公克粗海鹽。

● 水溫時間
　37.5～38℃，半身浴，20分鐘。

● 音樂
　輕快節拍的音樂，如風潮的「七拍子」專輯。

● 顏色　紅色。

● 薰香　迷迭香3滴、檸檬3滴。

Keep fit

● 茶飲
　將一顆檸檬切成四片，加12片甘草，用1000cc水煮10分鐘，放涼後飲用。

● 按摩
　腎臟、膀胱、足裸、膝蓋後方等部位，可多多按摩。

● 保養
　杜松5滴、檸檬5滴、絲柏3滴、植物油15ml，調和後，擦拭按摩腎臟、膀胱、足踝、膝蓋後方。

搶救下半身 — 消除橘皮組織

　　女生最容易胖的部位在下半身，尤其是大腿、臀部，容易產生凹凸不平的橘皮組織。其主要原因是內分泌失調及血液循環不良，廢物無法排出，造成細胞缺氧中毒，於是在皮下組織產生了如蜂窩狀的經絡，脂肪囤積，贅肉因此產生。

　　死海鹽可促進排汗，再搭配對於肥胖有改善作用的葡萄柚、檸檬、迷迭香等精油，更能排毒消脂，除去老化角質，促進皮膚新陳代謝。

　　通常肥胖的人心理上會有封閉自我、沒有自信的傾向，擔心別人發現自己的弱點，黃色可以讓人心更寬闊，且勇於嘗試，此外，黃色可以清除心靈上不良的情緒及身體多餘的脂肪，有控制體重的作用。每天多愛自己身體一分，可以隨音樂起舞、可以笑開懷，讓細胞有足夠的愛與氧氣，身體自然會適時的回饋給你，改善橘皮組織。

　　對付橘皮組織，小萱老師在此建議使用蠍尾刷來按摩，因為它是專門設計用打破囤積的蜂窩組織，只要持之以恆，一定可以刷出好身材。

Recipe

● 泡澡配方

1. 能量紅鹽(死海鹽)50公克、葡萄柚3滴、檸檬3滴、迷迭香3滴(或快樂鼠尾草4滴、廣霍香4滴)。

2. 也可採用2顆檸檬皮、1顆葡萄柚皮、迷迭香數支，用棉布袋裝好，熱水沖泡10分鐘，再放入浴缸。

● 水溫時間

　　38℃，半身浴，20分鐘。

● 音樂　小步舞曲，來跳個舞吧！

● 顏色　黃色(冥想或環境布置)

● 薰香　迷迭香2滴、葡萄柚4滴。

Keep fit

● 茶飲

　　迷迭香3g、歐石楠3g、馬鞭草3g，加入1000cc熱水，沖泡10分鐘後飲用。

● 按摩　檸檬5滴、迷迭香5滴、茴香5滴，加植物油30cc調和後，用蠍尾刷按摩橘皮組織部位。

⚠ 注意　橘皮組織患者，通常體質偏酸性，太多廢物堆積排不出去，平時應多吃鹼性食物，盡量少讓碳水化合物與蛋白質同時間進入人體，因為這會產生更多酸性物質，破壞身體應有的健康美麗。

纖纖有氧美人 —— 消脂減肥法

　　假期過後常常會發現，腹部、腿上、或臀部增加了許多的贅肉，這表示飲食作息的不正常，需要調整了。

　　葡萄柚不管是用來泡澡、按摩或當茶飲，都是很好的減肥方式，因為它可幫助淋巴排毒且利尿，可對抗水腫與蜂窩組織炎。黑胡椒、迷迭香、粗海鹽皆可刺激血液循環，排掉體內積水，對於蜂窩組織炎及肥胖症都有其效用。

　　平時培養積極的人生觀及行動力，不僅能在職場上獲得成就，在生活上獲得滿足，更是擁有好身材的基本心態，懶惰又沒信心的人，是不可能成為美麗有個性的氣質美女哦！此外，要戒吃高熱量卻又沒營養的垃圾食物，加上適當的運動，攝取足夠的青菜、蔬果與水分，都有助於成為健康美女。

Recipe

● 泡澡配方
　1. 葡萄柚4滴、黑胡椒2滴、迷迭香2滴。
　2. 葡萄柚皮切條放入棉袋，置入浴缸，再加上50g的粗海鹽。
● 水溫　38℃，半身浴，20分鐘。
● 音樂
　聽聽你喜愛的美麗歌手音樂，想像你與她同樣輕盈美麗。
● 顏色　黃色。
● 薰香　薰衣草3滴、葡萄柚3滴。

Keep fit

● 茶飲
　葡萄柚汁一杯，加上少許檸檬汁。
● 按摩
　泡澡時，可利用蠍尾刷多按摩胖的部位；平時可多按摩腳底的肝腎區，幫助代謝。
● 保養
　葡萄柚10滴、迷迭香10滴、茴香5滴，加上植物油30cc調和，擦拭按摩脂肪較多的部位。

Not just in beauty.but Spirit

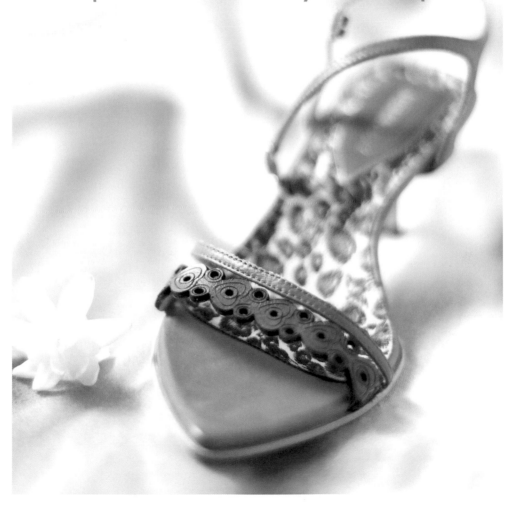

辣妹SPA — 辣椒減肥法

辣椒可以刺激汗腺及排水功能，將身體多餘的水分排出，進而消除身體的腫脹，促進新陳代謝，是目前非常流行的減肥方法。

辣椒屬於刺激性的食物，若是直接拿來吃不僅會造成胃腸不適，更會有副作用，如容易皮膚老化、毛髮掉落等症狀，所以不要盲目跟著流行，要看看自己體質或皮膚是否適合。

針對這些缺點，小萱老師將辣椒用在泡澡、並搭配花香植物及醋稀釋製成茶飲，還有辣椒按摩油，不但可減肥也不會對身體造成傷害，尤其在冷冷的冬天，其溫熱效果也可改善手腳冰現象冷，可說是一舉兩得。

Recipe

● 泡澡配方
  1. 辣椒粉50g，置入棉布包，用200cc沸水浸泡10分鐘後，倒入浴缸。
  2. 辣椒醋500cc，直接放入浴缸 。

● 水溫時間
  38～39℃，先半身浴，待全身發汗後(約15～20分鐘)再全身浸泡，全程以不超過30分鐘為宜。

● 音樂　AYURVADA心靈音樂。

● 薰香　肉桂2滴、薰衣草4滴。

● 顏色　紅色

⚠注意　皮膚敏感者避免使用辣椒浴；使用時請避開傷口、黏膜，且勿過量使用。

Keep fit

● 茶飲
  1. 辣椒5條切斷，加3支迷迭香，浸泡在600cc的白醋中、二星期以上，取出一茶匙加蜂蜜，沖入350cc溫開水飲用。
  2. 二顆檸檬汁，加1茶匙蜂蜜，沖溫開水，加入少許辣椒粉，對喉嚨失聲非常有效。

● 按摩
  可一邊泡澡一邊用棉布包按摩腳後跟、手肘厚繭處，及比較肥胖的地方。

● 保養　辣椒5條切斷，浸泡在100cc的橄欖油中，浸泡2星期以上，再取出當按摩油，可改善手腳冰冷、氣血循環不良及蜂窩組織等現象。

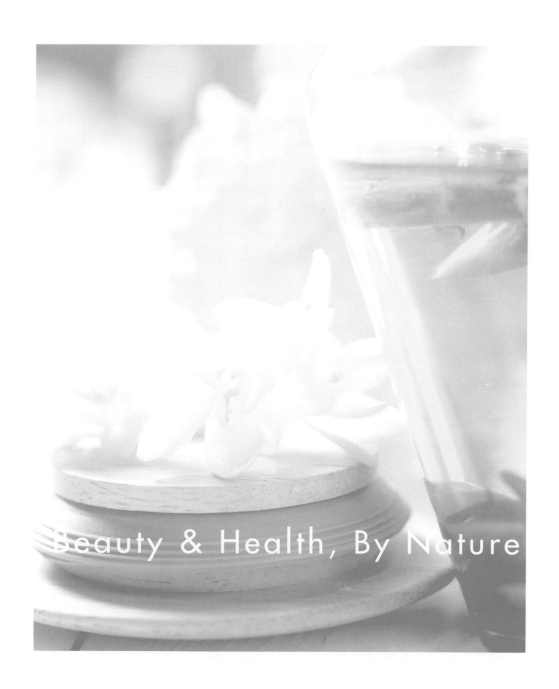

Beauty & Health, By Nature

健康窈窕靚女 ── 狂飆汗排水瘦身法

　　大部分的人減重，以為吃得少就可以，而常常讓自己餓肚子，結果不但沒瘦下來，體質反而變差；若吃一般生食減肥食譜，因為體質不合適，可能沒有效果外，還會弄壞了身體健康，實在得不償失。

　　肉桂性熱，對寒體質、血液循環不良有很好的功效；黑胡椒驅風寒，可排除體內積水；茴香利尿解毒，是很好的減肥精油；迷迭香利尿，也是很強的收斂劑，對蜂窩組織炎，緊實肌膚有其效果。

　　事實上若新陳代謝差，全身循環較慢，手腳冰冷者，通常都有不愛運動的特性。

　　因此這一帖泡澡配方，特別是為手腳冰冷、易水腫、循環差、不易流汗者設計的配方，在多重療效下，你將香汗淋漓，全身舒暢，且能健健康康的減重。

Recipe

- 泡澡配方
  肉桂2滴、黑胡椒3滴、茴香3滴、迷迭香3滴、能量紅鹽30～50g、植物油5ml。
- 水溫時間
  38～40℃，半身浴(水位至乳房下方，雙手放入水中)，15～20分鐘。
- 音樂　鼓聲、快節奏音樂。
- 顏色　紅。
- 薰香　檸檬2滴、薄荷2滴。

Keep fit

- 茶飲
  1/4咖啡匙的能量紅鹽加500cc的溫水，請於泡澡前先準備好，在泡澡中或泡澡後都可隨時飲用，以補充流失的水分。
- 按摩
  可做腹式呼吸，讓體內臟腑作按摩運動。
- 保養
  泡澡完休息30分鐘後，可滴2～3滴玫瑰精油在水乳霜中，擦拭保養全身，以補充皮膚流失的水分。

  ⚠注意　此泡澡配方能加速循環及排汗，因此孕婦、高血壓患者、小孩不適用；高血壓患者可作足部SPA。

白皙美人有一套 — 美白去斑

擁有白皙水嫩的肌膚,是每個女人的想望,但是行動總是跟不上思想,所以心動不如行動,別再猶豫了,跟著小萱老師一起美白泡澡去。

檸檬是很好的美白藥材,可以淡化黑斑,除去老死細胞讓肌膚明亮有光澤,可說是大家最為熟悉的美白品,其清新香氛,可澄清煩躁思緒。玫瑰能收縮微血管,也有去斑的功能。

黑斑是因為血色素沉澱於表皮細胞,也就是微循環不好造成的,原因可能是肝火旺或氣血阻滯不通、過度曝曬等。所以透過去角質、泡澡、敷臉、茶飲、乃至對情緒有良好作用的薰香,都有助於你成為白皙美人。

不過,提醒大家,美白的第一要件也是最基本的方法,就是防曬。如果這一步沒有做好,那麼要肌膚保持白皙可就費時費工了;此外要多吃生鮮蔬果,吸收維他命C。

Recipe

- 泡澡配方
  檸檬4滴、胡蘿蔔籽油2滴、玫瑰2 滴,能量紅鹽50g。
- 方　法
  將泡澡的精油滴在能量紅鹽融解,之後拿來按摩身體去角質,再入浴浸泡。
- 水溫時間　38℃,半身浴、20分鐘。
- 音樂　　　能讓自己愉悅的音樂。
- 顏色　　　靛藍色。
- 薰香　　　檸檬4滴、玫瑰2滴。

Keep fit

- 茶飲
  1.檸檬蔬果汁 小黃瓜1條、蘋果1顆、芹菜1支、打汁加上1/2顆檸檬汁,可加少量蜂蜜。
- 按摩
  胡蘿蔔籽油2滴、橙花3滴、玫瑰3滴,加荷荷巴油30cc或50cc美容乳霜中,每天早晚保養全臉及全身肌膚。
- 保養
  敷臉:薏仁粉1茶匙、奶粉3茶匙,加上調和過的泡澡配方精油2滴,用溫水調勻,避開眼唇敷於全臉,可利用泡澡時同時敷臉,約15分鐘後洗去。

纖穠合度窈窕女 — 細腰行動

在電影中我們常常看到早年歐洲女性穿禮服時,為了讓腰身看起來更為纖細,總是拚命地用力束腰,實在很辛苦。

當然只要適合自己的身材比例,並不一定得嚴格要求自己非得23、24腰不可。不過腹部太突出,總是不好看,甚至會很尷尬,而且可能被冠上好吃懶做的帽子哦!

迷迭香、茴香、檸檬、乳香等精油對於腹部鬆垮、肥胖的現象具有很好的改善作用,加上蠍尾刷的按摩刷洗,絕對有令人滿意的效果。

小萱老師在專業理療的療程中,根據不同體型特別設計了一套腹腔養生術,不僅是為體內做環保,更可達到整腹纖腰、臟腑調理(針對內臟下垂部位失調)、腰身整容,任何形體的粗腰腹凸均有效。所以只要有方法,持之以恆,擁有纖纖細腰並不困難。

Recipe

● 泡澡配方
迷迭香6滴、茴香3滴、檸檬6滴、細的能量紅鹽30g、植物油10ml。

● 水溫時間
38〜40℃,半身浴,15〜20分鐘。

● 方　法
先以調和過的泡澡配方按摩腹部、腰部、大腿內外側,約10分鐘之後再入浴。

● 音樂　古典音樂。

● 顏色　黃色。

■ 薰香　檸檬3滴、乳香2滴。

Keep fit

● 茶飲
丁香6顆、小茴香10顆,500cc沸水泡茶,冷卻後加入火龍果1顆、芹菜一支,用果汁機榨汁飲用。

● 按摩
泡澡時、睡覺前後可做腹式呼吸、按摩腳底。

● 保養
同泡澡配方,但不加鹽,將此配方擦拭腹部並以蠍尾刷順時鐘方向刷洗,再橫向來回刷洗側腰。

⚠注意　每天要保持排便順暢,除了清腸道也要排除情緒的便秘,脂肪就不會堆積在腰部了。

青春好肌膚 —— 去痘浴

身上痘痘除了皮脂線過度發達之外，主要原因是體質過酸，體內毒素藉由皮膚將毒素排出，根據長的部位，也可判斷是哪些器官失衡了，這提醒了我們要好好照護身體了。

茶樹的抗菌及淨化效果奇佳，常被用來治療青春痘；薰衣草可平衡油脂分泌，有鎮靜肌膚、抗過敏功效；洋甘菊有消除粉刺、改善面皰等作用；醋可用來中和體內酸性物質，用在美容上，對於消除青春痘也有幫助。

通常長痘痘的人，容易產生不接受自我或不喜歡自己的微妙心理，可藉由精油香氛、音樂或黃色光的冥想等方式改善心理障礙，對於痘痘的改善有意想不到的功效。

對於身上長痘痘毛孔粗大、皮膚晦暗不清的人，都是體內需要排毒的徵兆，使用一般的去痘方式是無法真正徹底改善的，唯有在家勤作SPA，改善飲食，才是解決之道。

Recipe

● 泡澡配方
迷迭香3滴、茶樹3滴、檸檬3滴、能量紅鹽(或檸檬醋)30g。

● 方　法
泡至發汗，起身後用冷水快速沖洗。

● 水溫時間
38℃，半身浴，20～30分鐘。

● 音樂　心靈音樂、大自然音樂。

● 顏色　黃色(排毒及改善害羞個性)。

● 薰香　薰衣草2滴、甘菊2滴、薄荷1滴。

Keep fit

● 茶飲
薰衣草、甘菊茶、加薄荷各一小撮，浸熱開水10分鐘後即可飲用。

● 按摩
薰衣草6滴、甘菊3滴、茶樹3滴，加上荷荷巴油30cc調和，再輕輕擦拭按摩患部。

● 保養
將綠黏土(或麵粉適量)、甘菊1滴、薰衣草1滴、加適量的冷水(或上述茶飲的茶水)調和成黏稠狀，像面膜一般，敷在患部。

活出知性感性之美 —— 保濕抗皺法

皺紋是歲月必然的痕跡,也有人說是智慧的象徵,不管如何,每個人都不希望有太多的智慧痕跡留在臉上或身上。有人三十歲就有皺紋,有人四十歲卻看不到歲月的刻痕,重點就在於有沒有、會不會保養。

檀香能維護真皮層的保水度,對於缺水老化的肌膚很有助益;玫瑰抗皺、抗皮膚老化效果備受稱譽,其香氛有助於引發自我正面積極的感知;甜橙可幫助新陳代謝,而死海鹽更是美容界用來美化肌膚的保養品。這些材料用來泡澡、薰香、按摩、保養,都有令人意想不到的效果。

以心理層面而言,臉上的皺紋可能來自消沉的意念或對生命的抱怨,而橘色有著溫暖、活潑、慷慨的正面特性,可以使人更為積極,重拾希望。因此,若是你缺乏熱忱,感到哀傷時,冥想橘色的光,可以為生活帶來一些欣喜與力量。

Recipe

● 泡澡配方
  檀香2滴、玫瑰3滴、甜橙3滴,加上死海鹽50g(細的)、植物油30cc調和。

● 方　法
  去角質後直接入浴,起身後記得用冷水潑洗臉部。

● 水溫時間
  38℃,半身浴15～20分鐘。

● 音樂　懷念金曲。

● 顏色　橘色。

● 薰香　玫瑰草2滴、甜橙4滴。

⚠ 注意　平時不要用鹼性香皂或沐浴精、洗面霜,更不要使用太熱的水洗澡,以免肌膚老化得更快。要記得多喝水。

Keep fit

● 茶飲
  黃耆6g、枸杞少於3g,用500cc沸水浸泡10分鐘後,即可飲用。

● 按摩
  檀香2滴、玫瑰4滴、甜橙4滴、維他命E一顆,加上天然植物油30cc調和,擦拭按摩全身,可留一些用來敷臉及每天的肌膚保養。

● 敷臉
  將調和的按摩精油加上蜂蜜一湯匙、奶粉一湯匙,攪拌後敷臉。

● 保養
  將調和的按摩精油每次滴幾滴在每天保養的乳霜中。

作個堅挺優雅的女人－－美胸建胸法

乳房是女人第二性徵，因此女性荷爾蒙的分泌也關係著乳房的發育，不要小看每個月的月經來潮，其正常與否是乳房發育的重要指標。

茴香有濃烈的香甜味，可幫助荷爾蒙的調和，有助於通經催乳，對皮膚的保濕防皺效果佳。天竺葵能增進血液循環，讓膚質更具彈性，可改善乳房的充血、腫痛、發炎現象。依蘭依蘭可平衡荷爾蒙，不管是泡澡、按摩對美胸都有幫助。

胸部不一定要大才美，最重要的是要堅挺緊實且線條迷人，不會下垂、鬆垮，這樣更能表現女性的優雅大方。依照小萱老師全套的美胸SPA，成為美胸一族就不再是遙不可及的事了。

注意，乳房是由一種脂肪組織成的，若是刻意節食什麼都不吃，沒有營養的補給，那麼乳房可能就會抗議縮小哦！

Recipe

● 泡澡配方
  茴香2滴、天竺葵4滴、依蘭依蘭3滴，加植物油5cc調和。

● 方　法
  泡至全身發汗，再用毛巾搓洗全身，之後以蓮蓬頭冷水由下往上沖擊胸部四周，可緊實胸部。

● 水溫時間 38℃，半身浴，約20分鐘。

● 音樂　古典音樂。

● 顏色　橘色(促進荷爾蒙發育)。

● 薰香
  天竺葵2滴、快樂鼠尾草2滴、甜橙2滴。

⚠注意 孕婦可用精純特級荷荷巴油，預防乳房龜裂或作乳腺舒通按摩，及預防女性妊娠紋。

Keep fit

● 茶飲
  木瓜1/2顆，蛋黃一個、鮮奶260cc加蜂蜜，加入果汁機攪拌後飲用。

● 按摩
  胸部按摩：由下往上，由外往內集中，尤其是胸大肌的加強刺激。

● 保養
  茴香7滴、天竺葵10滴、依蘭依蘭7滴、植物油50ml調和後，每次取適量擦拭按摩胸部。

降低肌膚的年齡 —— 彈性緊實肌膚浴

真正的老化可從皮膚的緊實彈性與鬆弛度觀察得出，想擁有光滑緊實的肌膚，正確的美人浴是非常重要的。

對肌膚而言，迷迭香是很好的收斂劑，它對老化鬆垮的肌膚有緊實、恢復彈性效果，傳說有一位匈牙利皇后，即以迷迭香萃取液洗臉而得以長保青春。

對老化肌膚來說，乳香是很好的選擇，因為它可以抗老化，有除皺功效，地中海沿岸的居民視它為回春聖品。天竺葵對鬆垮肌膚也有緊實功效，且能讓蒼白的肌膚紅潤有活力。

平時泡澡時可多運用蓮蓬頭的沖洗法，並勤於按摩，再搭配精油、聽聽有活力讓人想隨之起舞跳動的音樂，會有事半功倍之效，當然養成運動的習慣是不可少的。

Recipe

- 泡澡配方
  迷迭香4滴、乳香2滴、天竺葵2滴。
- 水溫時間
  38℃，半身浴，20分鐘。
- 方法
  入浴後用淋浴蓮蓬頭之冷水依序沖洗小腿、大腿及鼠蹊內部、臀、手臂、腋下、腹部等肌肉肌膚容易鬆弛處。
- 音樂　AYURVADA心靈音樂。
- 顏色　橘色。
- 薰香　迷迭香3滴、天竺葵2滴。

Keep fit

- 茶飲
  迷迭香4g、玫瑰4g、以600cc沸水浸泡10分鐘，加蜂蜜飲用。
- 按摩
  乳香5滴、迷迭香10滴、玫瑰5滴，植物油30cc，按摩全臉及全身。
- 保養
  乳香2～3滴，加入身體乳液中，由下往上輕拍肌膚。

⚠ 注意　切勿泡高溫浴水，會使皮膚乾燥老化得更快。

健康輕盈的美容行動 —— 淋巴排毒

淋巴腺是體內負責免疫功能的周邊器官,而其腺體內充滿了許多白血球,也就是讓白血球休養生息之處。

當有病毒入侵自體時,其他地方的白血球就會聚集到此處,而使得淋巴腺體積變大,而死傷的細胞可能造成淋巴腺腫。淋巴的阻塞不僅影響身材的走樣變形、蜂窩形成、皮膚血管破裂、身體免疫力下降等,更容易造成疾病的產生,所以定期淋巴排毒是很重要的。

天竺葵能刺激淋巴系統排除廢物,避免感染;葡萄柚可促進淋巴排毒,迷迭香都有利尿作用,對於堆積在體內的毒素排除有很好的作用。

淋巴系統是身體重要的排毒管道,尤其是脂肪及蛋白質的排毒,所以要定期依照小萱老師的配方泡澡及按摩保養,為自己的身體大掃除,讓自己有輕盈健康的身材。

Recipe

● 泡澡配方
天竺葵5滴、迷迭香5滴、葡萄柚5滴、植物油5ml。

● 水溫時間
38〜40℃,半身浴,泡至15〜20分鐘,全身發汗再用毛巾搓洗全身,尤其是鼠蹊、腋下。記得手臂勿放入水中浸泡。

● 香薰　葡萄柚3滴、天竺葵3滴。

● 音樂　水流聲、雨聲音樂。

● 顏色　黃色。

Keep fit

● 按摩
足踝骨下方是身體淋巴反射區,泡澡時可多多按摩。

● 保養
天竺葵5滴、迷迭香5滴、葡萄柚5滴、植物油15ml,擦拭按摩全身,尤其是淋巴結處、腳的膝窩、鼠蹊周圍、腋下、顎骨下方、頸部、身體淋巴集結處。

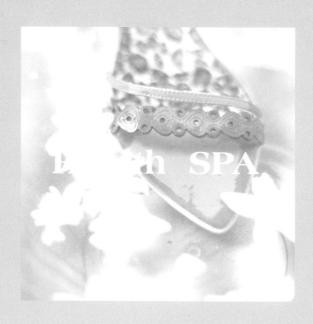

Part 5

● ● ●

健康療程

每一種身體症狀的顯現，背後一定隱含著某些信息，
提醒我們心靈深處的某種欠缺或不足，
透過對原生家庭的瞭解及全套SPA療程，
將帶給生命更多的支持及勇氣……

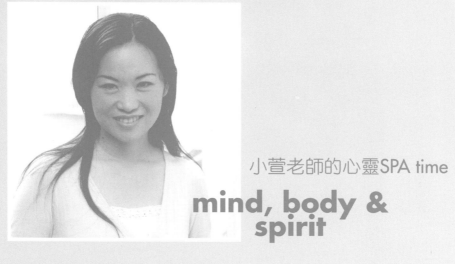

小萱老師的心靈SPA time

mind, body & spirit

不管是想美容瘦身或關心自己的健康，
小萱老師並不急於立刻消除他們表象的症狀，
因為每一種身體症狀的顯現，
背後一定隱含著某些信息，
提醒我們心靈深處的某種欠缺或不足，乃至於不安與恐懼。

因此，若有人失意、失戀、失去工作、
失去健康，甚至無法睡眠時，
小萱老師總會建議他們：
回頭去看看自己出生的原生家庭中
與父母的關係如何？
父母的關係如何？
或深入了解自己這一生的意義
與使命是什麼？
明白瞭解這些深層信息後，

許多人的症狀也就能逐漸改善了。

最近美國時代雜誌也報導，
醫學界和科學界對「心」的內部運作
瞭解的愈多，
他們愈贊同東方神祕主義
所謂「身心一體」的說法，
而認為法國哲學家迪卡爾的心物二元論錯了。
確實，小萱老師愈深入美容教育，
愈發覺「身」與「心」是密不可分的。

記得有一位家庭經濟富裕的女性，
因為孩子都長大了，什麼事都不用煩惱，
平時就是逛街Shopping，工作也僅僅是為了打發時間，
是許多人欣羨的生活。
不過，她有個很大的問題就是肩頸非常僵硬且失眠、
每天一直看電視或影片，不想睡覺、臉上長滿暗瘡。

小萱老師透過泡澡、按摩、精油......等方式，慢慢讓她的身體放鬆，
深入分析後——發覺
原來她找不到自己生命的意義，不知道自己可以做什麼？
瞭解了這些內在信息後，她改變了。

她成了一家幼稚園的院長，
因為忙得充實，找到了生活的意義，懂得傾聽心的聲音，
愛惜自己的生命，之後，也就很少聽到她有失眠的問題了，
臉上的暗瘡問題也改善了......

13 Health care

趕走沮喪，讓心情HIGH起來

情緒影響人的一生，每每周遭發生事情或人際關係改變，心情也會隨著起伏不定，甚至有時是不自覺的或是習慣性的反應，好像是程式一般。

如果常常感到沮喪、失望、灰心時，也許可以檢視童年階段，是否常常遭遇到被拒絕或不受重視，或觀察父母親的情緒表達模式，從中或許可以找出一些答案。

橙花有著清新且令人愉悅的芳香，能激發身心活力，具有振奮精神及抗沮喪憂慮等功效。佛手柑豐潤甜美中帶有清新刺激的香味，是芳香療法中最常用的提振精神配方，在義大利民間療法中，便常以佛手柑果皮入藥。乳香能安撫情緒，是最早被用來當焚香、靜坐用的香料。

此外，也可選擇綠茶加薄荷精油泡澡，同樣也能提振精神有效激發生命力，加上自己喜歡的輕快音樂，能讓心情更加high起來，看看比較鮮豔亮麗橘色或泡澡時冥想橘色光，都是很不錯的方法。

來個SPA，快快趕走沮喪與憂慮的情緒吧！

Recipe

● 泡澡配方
  1. 橙花3滴、乳香2滴、佛手柑3滴。
  2. 綠茶5包，用1000cc熱水沖泡10分鐘後，全部放入浴池、再加入薄荷4滴。
● 水溫時間
  37～39℃，半身浴，約20～30分鐘。
● 音樂
  你所喜歡的輕快音樂(如火戰車、貝多芬的命運交響曲)。
● 顏色　橘色。
● 薰香　橙花3滴、薄荷2滴。

Keep fit

● 茶飲
  一杯雪碧加5cc檸檬汁。
● 保養
  在身體乳霜中加入橙花2滴於胸前擦拭。

⚠注意　佛手柑會引起光敏感，使用後部位勿直接曝曬於陽光下。

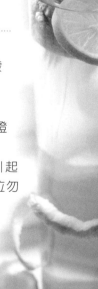

消除壓力，讓生活更輕鬆自在

壓力可以促使人成長、進步，但若壓力太重，反被壓力所困，變成阻礙進步的因子。洋甘菊，又被稱為羅馬黃春菊，因其香氣清新迷人有如蘋果，所以也有人稱它為小蘋果，它能舒緩緊張情緒，讓心靈感到平和，泡澡時也能舒緩肌肉疼痛。

甜橙，對於緊張或壓力過大所引起的消化不良很有功效，其實壓力大的人通常身體也都處於緊繃狀態，用甜橙來泡澡，對血管循環有很大的助益；歐薄荷適用於神經系統，具有調節與激勵作用，可安撫憤怒、歇斯底里與恐懼的狀態，也是解壓的良好配方。

在視覺方面，綠色能帶來平和，所以泡澡時你可以想像置身在碧草如茵的大自然中，或隨著海浪音樂，想像一片湛藍的大海就在眼前，讓心自由自在地飛翔奔馳，帶來更多的寬容。

泡澡時，你可以深呼吸，全神貫注緩慢深長地呼吸，感覺全身肌肉，包括臉部、肩膀、胸部隨之放鬆下來。每一次的呼吸，隨著氧氣及芳香芬子的汩入身體，生命得以重新補充滋養，壓力也將慢慢消失。

Recipe

- 泡澡配方
  甜橙4滴、歐薄荷2滴(或薰衣草4滴)、洋甘菊2滴。
- 水溫時間
  38℃或更低，可做全身浴20分鐘。
- 音樂　海浪聲、嬰兒笑聲。
- 顏色　綠色或靛藍色。
- 薰香
  將1～2滴薰衣草滴在手帕上，再聞聞其香氛。

Keep fit

- 茶飲
  1.泡一壺花草茶，適量的洋甘菊、薄荷、苦橙花，以600cc的熱水沖泡10分鐘，即可飲用。
  2.喝一杯熱的麥芽牛奶。
- 保養
  將1～2滴的薰衣草塗抹在太陽穴及胸前。

⚠注意　深呼吸冥想時，浴室裡可放個時鐘，以避免在浴缸裡睡著。

趕走失眠，睡個好覺

在台灣每4個人就有一個人患有失眠症，其他則是睡眠品質不佳。當人無法從睡眠補充能量，身體機能就容易衰退老化，不但黑眼圈、皮膚鬆弛、過敏，斑點等現象容易出現，疾病也會悄悄上身。

薰衣草被喻為萬用精油，清淡優雅的木香因為具有安定平衡情緒、改善失眠減輕緊張情緒、抗抑鬱等神經性的精神問題，也可抗過敏，促進細胞再生等功效，是少數可以直接塗抹在肌膚上的精油之一，因此剛使用精油的人，可以從薰衣草開始。

苦橙葉持續力強，有鎮靜效果；馬鬱蘭在十七世紀，便有許多醫師記錄了其治療神經失調的處方，可當鎮靜劑，它們對失眠的人都有幫助，不過馬鬱蘭有降低性欲的作用。

如果失眠是因為壓力太重，可在泡澡時作深呼吸、冥想，讓煩惱拋諸腦後，若腳部容易冰冷，可穿上襪子保暖。

Recipe

- 泡澡配方
  薰衣草3滴、苦橙葉3滴、馬鬱蘭2滴。
- 水溫時間
  37～39℃(自己覺得最舒適的水溫)半身浴；20～30分鐘，最好睡前一小時泡。
- 音樂　莫札特搖籃曲、或心靈舒眠。
- 顏色　靛藍色。
- 薰香
  薰衣草2滴、檀香1滴、甜橙2滴、橙花2滴。

Keep fit

- 茶飲
  甘菊、薰衣草(不要放太多)悶泡十分鐘。
- 按摩　按摩大拇指及敲打腳後跟。
- 保養
  做惡夢、睡不好－－薰衣草2～3滴、甘菊2～3滴。
  壓力、煩躁－－薰衣草2～3滴、檀香2滴。
  以上配方用身體乳霜或植物油15cc稀釋後，擦拭全身，尤其是頸部、胸口、腹部、腳底。

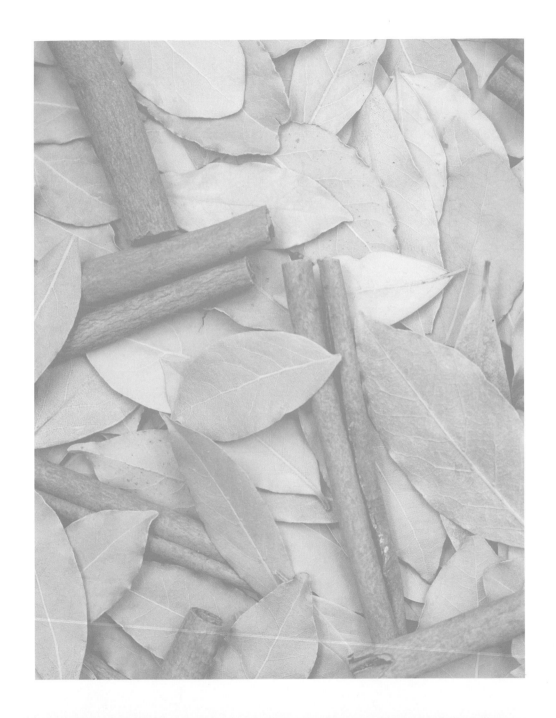

揮別憂鬱，讓自己快樂起來

　　有憂鬱傾向或憂鬱症的人，看待事情總是悲觀、沮喪、焦慮、躁動、睡不著、覺得自己是孤立無援、沒有朋友……等，且容易有自殺的想法與行動。

　　精油對於情緒上的療效非常好，橙花、佛手柑、百里香、迷迭香、玫瑰、葡萄柚……等可減緩憂鬱症狀，用來泡澡、薰香或按摩保養，有一定的幫助。

　　泡澡時，可在浴盆內撒上粉紅色的玫瑰花瓣，可讓人感到更多的愛，重新激發愛自己，正視自己的力量。你也可以做做鬼臉，扮扮各種動物表情、動作，甚至發出聲音，大哭一場，抒發情緒。

　　除了藥物控制外，應該找出憂鬱的根源，讓自己更樂觀面對事情，其實只要願意打開心門，憂鬱心情也將慢慢化解開來，唱唱快樂的歌，想想快樂的事，看看美麗溫暖的橘色，讓自己有個嶄新的生命觀吧！

Recipe

● 泡澡配方
 1 橙花3滴 、佛手柑3滴、百里香2滴。
 2 能量紅鹽30g、迷迭香8滴(或玫瑰4
 　滴、佛手柑4滴)。
● 水溫時間
 37～39℃，先半身浴泡至出汗後，再
 作全身浴，30分鐘。
● 音樂
 快樂的人請舉手(彭佳惠)或嬰兒笑聲。
● 顏色　橘色。
● 薰香
 迷迭香2滴、檸檬2滴、玫瑰2滴。

Keep fit

● 茶飲
 花草茶：適量的薄荷、檸檬、馬鞭
 草、苦橙花，加沸水600CC，浸泡6分
 鐘後，即可飲用。
● 按摩
 按摩手腕及腳後跟處，胸口順時鐘按
 摩。
● 保養
 玫瑰或橙花精油5滴、加植物油或乳霜
 15ml，輕緩按摩全身。

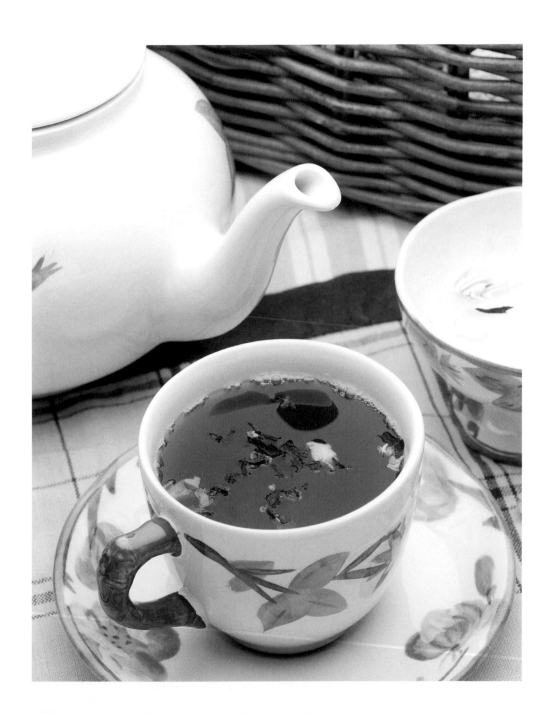

溫暖好氣色，不再手腳冰冷

一般女性比較容易有手腳冰冷的現象，尤其冬天，有人甚至要穿幾件褲子或襪子來保暖，這些可能是體質比較虛寒或不常運動，血液循環不好之故。

當手腳冰冷時，老一輩的人總會建議喝喝薑湯或熱茶，或用熱水泡腳、雙手不停摩擦……等，這些都有助於血液循環，減緩冰冷現象。不過，如果可以在每天洗澡同時，加入有效的入浴劑，就不必擔心手腳冰冷問題了。

薑，可以當食材、也可以當佐料或去腥，是我們很熟悉的素材，而且中醫認為薑可以排除濕氣及袪寒，所以很多藥膳料理中都加薑。希臘羅馬時代，薑茶即是常用飲料之一；印度人認為薑有催情作用，對於性無能有其功效。

黑胡椒溫暖的特質，可袪濕寒、刺激血液循環，和薑有異曲同工之妙，再搭配其他合適的精油，一樣能擺脫手腳冰冷之苦，讓你溫暖又有好氣色。

Recipe

● 泡澡配方

1. 薑3滴、紅燈3滴、天竺葵2滴、能量紅鹽30g。
2. 黑胡椒3滴、迷迭香3滴、肉桂2滴、能量紅鹽30g。

● 水溫時間

38℃，半身浴泡20分鐘～40度，再泡10分鐘至全身發汗。

● 音樂　鼓聲。

● 顏色　紅色。

● 薰香

肉桂1滴、紅橙3滴、薰衣草2滴。

Keep fit

● 茶飲

1. 350cc熱蜜茶、加入肉桂棒絆攪。
2. 350cc甘蔗汁加熱，再加上少許老薑汁。

● 按摩

常按摩手掌心及腳掌。或雙手交握，中指相扣，放於肚臍作深呼吸5～10分鐘，全身立即暖和。

● 保養

薑油3滴、玫瑰6滴、迷迭香6滴、加植物油30cc、小麥胚芽油10滴，擦拭按摩全身。

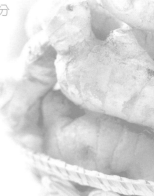

擺脫惱人的慢性便秘

　慢性便秘的人，通常皮膚粗糙、容易長面皰，會造成對自己沒有信心，一般以女性居多。壓力太大或容易緊張也會造成便秘現象，早上起床若能喝一杯加上少許礦物鹽的溫開水，可減輕便秘情況。

　「慢性便秘」並沒有一個特定而確切的定義，一般來說，女性一週少於三次，男性一週少於五次，即有便秘的傾向。

　茴香屬於繖形科植物的一種，他們有一個共通的功能，就是對消化系統有很大的幫助，是傳統上用來祛脹氣的良藥，可促進排便；葡萄柚是很好的消化及開胃劑；迷迭香能增強消化功能，對於脹氣及結腸炎的改善也有不錯的作用，也可改善緊張情緒及憂慮。

　按摩腹部有助於排便，是改善便秘很有效的方法之一；此外，消化系統在印度脈輪中代表的顏色是黃色，因此多看看或冥想黃色，也是有助益的。

Recipe

● 泡澡配方
　茴香2滴、葡萄柚3滴、迷迭香3滴。

● 水溫時間
　37.5℃(自己感覺舒服的溫度)，半身浴，20分鐘。起身時用噴頭高溫水及冷水交互沖淋腹部，進行順時鐘按摩。

● 音樂　AYURVADA心靈音樂。

● 顏色　黃色。

● 薰香　茴香2滴、葡萄柚4滴。

⚠ 注意　孕婦、生理期、常拉肚子、體質虛冷者不宜食用太多蘆薈。

Keep fit

● 茶飲
　1.木瓜1/4顆、蘆薈1/2片去皮、目蓿芽一碗、加少量冷水及蜂蜜，用果汁機打汁飲用。
　2.早晨喝一湯匙初榨的橄欖油，再喝一杯溫開水。
　3.若喜歡喝茶的朋友，也可喝小萱老師常喝的環保草本茶。

● 按摩　腹部順時鐘按摩及作深呼吸。

● 保養
　黑胡椒3滴調和10ml的植物油，以順時鐘方向擦拭按摩腹部。

多寵愛自己，減輕經前症候群症狀

　　造成經前症候群的原因複雜，但主要與荷爾蒙之變化息息相關，它會影響到情緒、行為及生理的改變，當然這也和生活壓力及個人體質差異有關。

　　玫瑰對於生殖系統有很好的功用，可當荷爾蒙補充劑，促進陰道分泌，消除經前緊張症狀，也可調節月經週期；其芳香能引發積極正面的感受。快樂鼠尾草對子宮及經期不順有不錯的效用，也可舒緩神經緊張，帶來愉悅；洋甘菊對於婦女病也有助益。

　　此外，中藥當歸，被譽為婦科良藥，是治療婦女內分泌失調不可少的藥材，用來泡澡、飲用都適宜。

　　平時也可補充月見草油，玻璃苣油，及礦物質補充品，有時多給自己喘息的空間與時間，多多寵愛自己一點，讓心情快樂一點，都是有幫助的。

Recipe

● 泡澡配方
  1. 玫瑰3滴、洋甘菊2滴、快樂鼠尾草4滴。
  2. 當歸10g，放入棉布袋，水煮開後小火煮20分鐘後，加入浴缸。
● 水溫時間
  不可超過40℃，要覺得舒適的水溫，半身浴，15～20分鐘。
● 音樂
  巴哈的「幻悲曲」或自己喜歡的音樂。
● 顏色 橘色。
● 薰香 快樂鼠尾草2滴、洋甘菊2滴。

Keep fit

● 茶飲
  鼠尾草9克，加600cc的水，用沸水沖泡10分鐘後，加入冰糖調味即可飲用。
● 按摩
  按摩手掌根近手腕處，及腳的大拇指。
● 保養
  玫瑰3滴、洋甘菊3滴、快樂鼠尾草3滴加30ml的植物油調和，於下肢鼠蹊、下腹、腋下、薦骨處輕輕按摩。

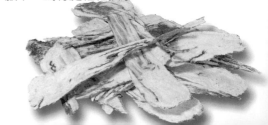

減輕靜脈曲張、水腫症狀

　　大部分人水腫的發生是體質性的，且大都因靜脈循環不良，少部分婦女的水腫是因為月經所致，月經過後水腫即可消失。不過最好能在發生時，請醫師作一簡單的心、肝、腎、腎上腺的篩檢，即可確知病因。

　　絲柏有很好的收斂止血功效，對於靜脈曲張、微血管破裂有不錯的效果，也可消除濕氣，對於水腫、風濕等也有一定功效。其搭配檸檬可促進血液循環，中和體內酸性，加強免疫力，提振精神。

　　容易靜脈曲張的人多半個性不活潑，因此必須選擇輕快活潑的音樂，讓思緒清明一些。此外，平時多吃含維他命C、E的食物，或每日服用葡萄籽、月見草油，可抗老化、減少自由基、保養心血管。

Recipe

● 泡澡配方
　絲柏4滴、檸檬4滴。

● 水溫時間
　38～40℃，半身浴，15～20分鐘(或足浴15分鐘)，起身後，用冷水沖腿。

● 音樂
　輕快活潑的音樂，如非洲原住民的鼓聲音樂。

● 顏色　紅色。

● 薰香　檸檬3滴、玫瑰2滴。

⚠注意　若伴有發炎、微血管破裂者，必需用冷絮液或擦上專用的冷療膠。

Keep fit

● 茶飲
　1.紅酒醋、葡萄醋加礦泉水稀釋飲用，濃淡隨個人喜好。
　2.玫瑰花、鼠尾草茶，加沸水500cc，浸泡10分鐘後飲用。

● 按摩
　多多按摩腳底心臟、腎臟反射區，再按摩足踝，由小腿往大腿方向推按，力道不宜太大。平時也可練習倒立或將腿抬高。

● 保養
　絲柏4滴、玫瑰4滴、檸檬2滴。加20ml基礎油或乳液、小麥胚芽油10滴，擦拭保養腿部。

綠花歐芹浴，預防膀胱炎、白帶

　　綠花白千層對於所有泌尿道的感染，如白帶、膀胱炎都有一定效用；歐芹對於婦女而言是很好精油，因為它含有豐富的維他命C、A及鐵質，而且它在泌尿系統上有很好的作用，很適合用來治療膀胱炎。

　　台灣民間也常用玉米穗煮水喝，因為它有排水利尿的功能，而芹菜汁也有健胃利尿功能，都是不錯的茶飲選擇。

　　在情緒上，聽聽大自然的流水聲或雨聲，有助於放鬆緊張心情，黃色則可以平衡你過度的責任感。平時保持多喝水、不憋尿，應避免冰冷寒涼和刺激性的食物，避免公共浴池，隨時保持個人衛生，是預防膀胱炎及白帶很重要的方式。

Recipe

● 泡澡配方
  綠花白千層4滴、歐芹4滴(臀浴用量減半)

● 水溫時間
  37℃左右勿太高，半身浴15分鐘。 臀浴可用冷水約15分鐘。

● 音樂　流水聲、雨聲。

● 顏色　黃色。

● 薰香　綠色白千層3滴、絲柏3滴。

Keep fit

● 茶飲
  1.5～6支玉米穗、加水2000cc，水煮15分鐘，當茶飲用，每天約5～6杯。
  2.500cc的芹菜果汁。

● 按摩
  手心、腳後跟兩側及膀胱泌尿區。

● 保養
  綠花白千層、絲柏各3～5滴，加30ml植物油(或乳霜)，按摩下背薦骨，及下肢、鼠蹊。

高血壓，一樣能享受泡澡樂趣

其實，血壓過高只是一種狀態，並不是一種疾病，這種狀態在正常人亦會發生，例如在喜、怒、哀、樂或寒冷的時候，血壓會受交感神經影響而上升。因此，要知道血壓是否正常，應該在不同時間做多次量度才可決定。

馬鬱蘭有降低高血壓、改善頭痛、失眠等功能，對於有一點年紀的人來說是很好的一種精油；此外，薰衣草對於降高血壓、心悸及心臟問題等，都有鎮靜效果；洋甘菊能安撫、放鬆緊張情緒，減輕憂慮等。

有人以為，高血壓患者不能泡澡，其實只要溫度及時間控制得宜，泡半身浴，加上對降低高血壓有助益的精油、舒緩情緒的音樂及顏色，一樣可享受SPA的樂趣與療效。

此外，養成良好的生活習慣，如充分睡眠、適當運動、盡量減少精神壓力、限制煙酒、學習靜坐、保持正常之體重，對治療高血壓都有一定的幫助。

Recipe

● 泡澡配方
  薰衣草3滴、馬鬱蘭3滴、依蘭2滴。
● 水溫時間
  1.37～38℃，半身浴，15～20分鐘。
  2.38～40℃，足浴，15～20分鐘。
● 音樂
  你喜愛的舒緩音樂、海豚音樂。
● 顏色　藍色。
● 薰香　薰衣草3滴、洋甘菊2滴。

Keep fit

● 茶飲　葡萄柚汁或奇異果汁。
● 按摩
  一定要先按摩腳底至發熱再按摩肩頸。
● 保養　薰衣草8滴、馬鬱蘭4滴、羅馬甘菊4滴，加植物油30ml，調和後從腳底先按摩慢慢再移至腳、腿至身體、四肢、頸、背、耳。

⚠注意
1.只可半身浴，泡澡前要先用熱水充熱足部，再泡澡。
2.冬天入浴之前，先用熱水、熱蒸氣讓浴室內溫度提高，保持空氣流暢。
3.葡萄柚汁會防止藥物分解，切勿與藥物一同服用。

改善低血壓，促進生理循環

　　低血壓是女孩子容易罹患的症狀，如常感到全身無力、容易疲倦、精神不易集中，或起立時，出現暈眩、眼前發黑等情況，有時還會失去平衡而跌倒，而且早上起床時都需要經過一番的奮鬥和掙扎，才爬得起來。和高血壓一樣，因為症狀不是很明顯，而且也不會有太大的不適，所以很容易就被疏忽了。

　　迷迭香在烹調、醫療、宗教儀式上，都有很重要的地位，也是僅次於薰衣草外，最被廣泛使用受歡迎的精油，它有珍貴的強心劑及心臟刺激劑的成分，可讓低血壓恢復正常，對於貧血的調理，也有一定的幫助。

　　紅酒醋係以紅葡萄酒、糯米所釀製成的，在西方國家的餐桌上，是不可或缺的調味聖品。過於酸性的體質容易讓人產生疲倦感，使得新陳代謝緩慢而影響生活，而醋製品有助於平衡身體中的酸鹼值並促進生理循環。

Recipe

● 泡澡配方
　1.迷迭香3滴、黑胡椒3滴、天竺葵3滴。
　2.紅酒醋500cc，直接加入浴池中。
● 方　法
　泡至全身發汗，起身前雙手放在冷水中約10秒鐘，用冷手潑潑臉頰後，再慢慢起身。
● 水溫時間
　39～40℃，半身浴，30分鐘。
● 音樂　火戰車
● 顏色　紅色。
● 薰香　迷迭香4滴、天竺葵2滴。

Keep fit

● 茶飲
　1.人蔘根茶。
　2.桂枝9g、甘草9g、800cc的水，開小火煮10分鐘。
● 按摩
　按摩手的小指及腳底中間。
● 保養
　迷迭香2滴、玫瑰3滴、身體乳液或基礎油，輕輕擦拭全身，當手掌輕撫自己的身體時，將傳出愛自己的訊息，如同輕撫自己的小孩般。

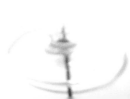

泡澡，減輕感冒發燒症狀

有發燒的症狀初期，可以泡澡讓皮膚血管擴張而將體熱散出。像小萱老師如果發現快感冒了，通常會趕快用慕爾泥泡澡，效果都蠻好的，但是如果情況嚴重，最好去醫院就診。

尤加利最著名的療效就是治療各種呼吸道和黏膜疾病，是最具抗菌的精油，對於咳嗽，感冒，鼻塞，流鼻水、發燒等，用來泡澡、薰香、按摩等都有不錯的效果。

對呼吸系統、感冒喉嚨發炎都有功效的薰衣草，也可讓感冒發燒症狀減輕。

此外，用慕爾泥加上檸檬、松針等精油泡澡，對於初期感冒症狀的改善有很不錯的功效，也可試看看。

Recipe

- 泡澡配方
  1. 尤加利4滴、薰衣草4滴、粗海鹽50公克。
  2. 慕爾泥80cc、檸檬4滴、松針4滴。
- 方法
  先泡10～15分鐘後，再加熱至39度再泡10～15分鐘至全身發汗。起身時絕對不要吹到風及冷氣，穿上棉浴袍吸收汗水，可穿上棉襪及棉褲保暖，20分鐘之後，等沒汗水時再換穿衣服。
- 水溫時間
  38℃，半身浴，約20～30分鐘
- 音樂　古典樂曲或喜愛的音樂。
- 顏色　退燒中綠色，退燒時橘色。
- 薰香　尤加利3滴、薰衣草2滴。

Keep fit

- 茶飲
  取適量的洋甘菊、迷迭香、尤加利，600cc沸水浸泡10分鐘，可加上蜂蜜趁熱喝。
- 按摩　多按摩腳背及腳指。
- 保養
  尤加利(綠花百千層)3滴、薑2滴、薰衣草2滴，加15ml植物油調和後，擦拭按摩頸背(脊正面)、太陽穴、腳底、頸部、前胸等部位。

⚠注意　多補充維他命C、多喝溫開水、多喝檸檬醋。

黑胡椒杜松浴，減輕坐骨神經痛

坐骨神經痛並非老年人的專利，如果長期姿勢錯誤、不當的受力，又不運動，造成椎間盤突出，壓迫神經根，年輕人一樣會有坐骨神經痛的煩惱。

坐骨神經系統是全身最粗大的神經，它從腰椎末端神經根，通往下肢，支配著大腿後側及小腿、足部所有肌肉群及感覺、反射等。

馬鬱蘭類似於黑胡椒，有溫暖的特質，它能影響血液循環，讓動脈與微血管擴張，使血流暢通，解決肌肉疼痛，也很適合做運動後的按摩油。杜松有卓越的抗菌功能，能刺激血液循環，有助於排除體內毒素，此外它在治療關節炎上也備受稱譽，能舒緩坐骨神經、四肢僵硬、疼痛。

透過泡澡、按摩、薰香、音樂，有助於坐骨神經痛的減緩，但最重要的是要持之以恆。其實，積極作瑜伽運動治療，以增強背肌力量與柔軟度，才是最根本解決之道。

Recipe

● 泡澡配方
黑胡椒2滴、杜松3滴、馬鬱蘭2滴。
● 水溫　38℃，半身浴，20～30分鐘。
● 音樂
飛揚的雲雀(邦威力華茲)或希望咒(風潮)。
● 顏色　靛藍色。
● 薰香　薰衣草3滴、馬鬱蘭2滴。

Keep fit

● 茶飲
500g的蒲公英，加200cc水煮，約30分鐘，當茶飲用。
● 按摩　腳旁及後腳跟。
● 保養
擷草3滴、洋甘菊3滴、杜松5滴、黑胡椒3滴、加30ml基礎油調和後塗於腰骨盆、臀部及大腿外側，輕輕按摩神經痛處；也可以使用蠍尾刷按摩肌肉緊繃疼痛處。

溫熱療效，不再肌肉痠痛

醫學上有一種說法，內臟出現病症時，和內臟有關聯的表皮肌肉會產生變化，也就是肌肉痠痛，它是一種血液不通的現象，也就如同中醫所說，「不通則痛，痛則不通」。

快樂鼠尾草有有種令人放鬆的幸福感，對神經緊張、虛弱、恐懼等身心症，有很好的紓緩、放鬆效用。迷迭香是止痛劑，可舒緩過度使用的肌肉，疲憊時可帶來活力，強化心靈。鹿蹄草也能舒緩痠痛。

泡澡本身即有溫熱效果，而精油芳香分子多半能刺激血液循環，放鬆心情，加上按摩、薰香、茶飲的輔助，更具效果。當然，若有良好運動習慣，血液循環好，自然不須靠外力，疾病自然減少。

Recipe

- 泡澡配方
  鹿蹄草3滴、快樂鼠尾草3滴、迷迭香3滴。
- 水溫時間
  38～40℃，半身浴，泡至發熱發汗，約20分鐘再加熱泡5分鐘
- 音樂　AYURVADA心靈音樂。
- 顏色　綠色。
- 薰香
  快樂鼠尾草2～3滴、迷迭香2～3滴。

Keep fit

- 茶飲
  適量的迷迭香、薄荷，依個人口味濃淡，以500cc水煮5分鐘，或沸水沖泡10分鐘，即可飲用。
- 按摩　用蠍尾刷按摩痠痛部位。
- 保養
  鹿蹄草3滴、快樂鼠尾草3滴、加10ml植物油按摩

杜松鹿蹄草浴，減輕關節炎痛

　　關節地方有腫痛、疼痛或四肢有時無法隨意志活動，都有可能是罹患關節炎的徵兆。大家可能都認為關節炎是老人病，確實五十歲以上的女性罹患機率較高，因為老年人關節軟骨會慢慢退化，容易造成僵硬與行動不便。

　　鹿蹄草精油含有95%的柳酸甲酯，柳酸甲酯可促進血液循環與止痛，運動後肌肉痠痛，其清涼的味道，會讓人誤以為是薄荷，對於關節系統疾病有一定療效，也有許多人拿來當藥茶飲用；松針、薰衣草對於減緩肌肉疼痛、關節炎、關節痛也都有作用。

　　平日喝喝蘋果醋，對關節疼痛現象的減緩有幫助，因為蘋果醋有鹼化的功效，可淨化血液。此外，也要注意減重時，要補充礦物質、避免食用肉、鹽及菸酒等，要定期進行體內外排毒，平時多運動保持溫暖。

Recipe

● 泡澡配方
　松針3滴、鹿蹄草2滴、薰衣草3滴。
● 水溫時間
　38～40℃，半身浴，20～30分鐘，浸泡至發汗。
● 音樂　櫻花雨(風潮)。
● 顏色　橙色。
● 薰香
　松針3滴、薰衣草3滴。

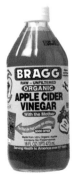

Keep fit

● 茶飲
　1.蘋果2顆削皮，將皮用600cc水煮15分鐘當開水喝。
　2.蘋果醋加開水稀釋，依個人喜愛濃淡，每天至少飲用600cc。
● 按摩　腳底及患部周圍。
● 保養
　1.松針5滴、鹿蹄草5滴加10ml植物油，於患處輕輕按摩。
　2.若在疼痛期可用檸檬3滴、百里香3滴、洋甘菊3滴、鹿蹄草3滴，加植物油10ml，擦拭按摩疼痛處。

慕爾泥浴，減輕痛風症狀

痛風主要是因人體內的血液中尿酸高所引起的，因為尿酸鹽結晶沈積於關節腔內而造成關節發炎引起腫痛。飲食的質和量對尿酸值有著很大的影響，所以也要特別注意，少吃含酸性食物、像紅肉、乳製品、豆製品等食品。

慕爾泥(Moor)來自於冰河底下5～15公尺中提煉出來的，含豐富的有機營養，有效成分包括瀝青(bitumen)、植物荷爾蒙、微量元素、腐質酸等，按摩敷用或泡澡時，這些成分可滲透皮膚，進入微血管，然後進入血液循環中達到療癒功效。

經過醫學證實，慕爾泥有良好的抗炎功效，因此對於痛風所引起的關節種痛有良好效果。

對於痛風患者而言，SPA足浴的功效及按摩是很不錯的治療方法，再配合飲食，來個蘋果果茶，不妨試看看。

Recipe

● 泡澡配方
  1. 以慕爾泥先敷疼痛部位約15～30分鐘，再泡浴。(全部泡浴約需80～100cc)
  2. 杜松2滴、百里香2滴、檸檬4滴。
● 水溫時間
  1. 38～39℃，半身浴，20分鐘。
  2. 40～42℃，足浴，15分鐘。
● 音樂 水晶音樂。
● 薰香 薰衣草3滴、肉豆蔻2滴
● 顏色 綠色。

Keep fit

● 茶飲
  蘋果切小丁、浸泡20～30分鐘，隔水加熱飲用，可在兩餐中間飲用。
● 按摩
  整個腳底及腳脖子。
● 保養
  杜松2滴、百里香3滴、迷迭香4滴，加10ml按摩油按摩患部。

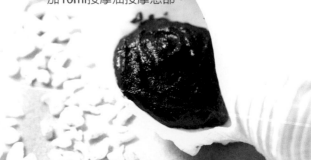

羅勒薰衣草浴，紓解頭痛症狀

羅勒有一個俗名叫「九層塔」，不過台灣的品種和歐洲大不同，故不適合提煉精油。羅勒可強化神經系統，紓解壓力，對於頭痛、偏頭痛有很好的紓解效果。薰衣草對偏頭痛、頭痛、神經緊張、憂慮、生氣等也一樣有其療效。洋甘菊有絕佳的鎮靜及鬆弛效果，能使心靈平和，可治療頭痛。

玫瑰有許多浪漫美麗的傳說，自古就是女性最喜愛的護膚產品，用玫瑰花泡澡，可舒緩神經緊張和壓力，對減輕頭痛大有幫助。此外，音樂對於紓解壓力性頭痛，也有一定的助益。

頭痛可說是一個難解的課題，最重要的是找出原因，學習與頭痛共處，所以，每當頭痛時問問自己，是什麼原因讓自己頭痛？把真正的原因找出來。

Recipe

● 泡澡配方
1.羅勒4滴、薰衣草4滴。
2.玫瑰花泡熱水10分鐘再倒入浴缸。

● 水溫時間
1.38～40℃，半身浴，20分鐘(平時)
2.42℃ ，足浴，5分鐘後，休息2～3
　分鐘，反覆進行3次。

音樂
水晶音樂、(彼得修伯納　月光交響
曲)。
顏色　藍色或紫色。
● 薰香　洋甘菊3滴、甜橙2滴。

Keep fit

● 茶飲
檸檬汁30cc加350cc的礦泉水，一天5
～6杯。

● 按摩
耳朵，尤其是全耳下1/3處，及眼睛四
周。

● 保養
羅勒2滴、薰衣草3滴、洋甘菊2滴加
10ml植物油，於頸背四周、太陽穴、
後腦勺等處擦拭按摩。

● 建議事項
如果頭痛原因是憤怒情緒沒有適當管
道發洩，或壓抑的性能量，下次快要
頭痛時試試跑步或做愛，通常都會不
藥而癒。

提升免疫力，健康又幸福

　　一般提升免疫力的指標，大都以白血球防衛能力的強否作判斷，因此小萱老師的Home Spa全套療程也依此根據使用配方。

　　檸檬含有豐富維他命C，對於清血、對抗敗血症有不錯的效果，也可減輕貧血，刺激白血球，活絡免疫系統，維持體內的酸鹼平衡，加強抵抗力。尤加利對於流行性感冒抗菌效果佳，傳染病如傷寒、麻疹、瘧疾等也可使用。薰衣草抗菌效果絕佳，可增進白血球增生，對神經性問題也有改善作用。

　　美國有報告指出，悅耳的音樂會給人一種平衡的感覺，進而帶來心靈的寧靜，可以提升免疫力。如古典音樂——莫札特、輕爵士的肯利基……等，也都有增強免疫的功能。

Recipe

● 泡澡配方
　　1.尤加利3滴、檸檬2滴、薄荷2滴。
● 水溫時間
　　38～39℃，半身浴，約20分鐘，出汗後再浸泡全身浴5分鐘。
● 音樂　莫札特音樂。
● 顏色　綠色。
● 薰香　尤加利3滴、薰衣草3滴。

Keep fit

● 茶飲
　　1.檸檬皮、尤加利葉、薄荷葉少許，沖泡10分鐘後飲用。
　　2.大蒜3顆去皮，剝成數瓣加水50cc，煮開後改以小火煮20分鐘，可加入少許洋蔥、迷迭香煮成大蒜湯喝。
● 按摩　用絲瓜絡撫磨全身。
● 保養
　　尤加利數滴加在乳霜中，按摩背脊胸腰。

抗菌淨化肌膚，控制溼疹、癬

　　台灣溼熱的天氣，讓人容易受病菌感染而產生皮膚病，最常見的是濕疹和癬了，它們不但病變的部位及現象千變萬化，難以捉摸，且很難根治，可說是個令人煩惱的千面人。

　　「癬」是專指黴菌（皮癬菌）感染、寄生在皮膚或黏膜表面的一種疾病，一般只發生在皮膚的角質層，如足癬、手癬、股癬、體癬等或是角質衍生物，如頭癬、甲癬。

　　溼疹並非因皮膚本身或環境潮溼而得名，而是因表皮受刺激，如風吹日曬、金屬香料、灰塵……等而產生紅斑、丘疹、水泡、膿包、脫屑……等現象，所以每個人都有可能出現或多或少或輕或重的溼疹樣變化，只要是有皮膚的地方皆可能出現濕疹。

　　精油有很好的殺菌效果，因此可藉由泡澡來改善皮膚問題。洋甘菊對於敏感性肌膚、溼疹、癬都有良好功效，是對皮膚最佳的精油之一；茶樹殺菌淨化效果佳，對於癬、香港腳、頭皮屑等也都有功效。

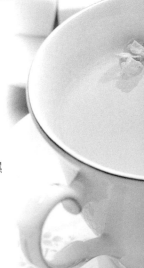

Recipe

● 泡澡配方
　1. 昌蒲5～6支，洗淨後先放入浴缸浸泡，10分鐘後再入浴。
　2. 能量紅鹽30g、洋甘菊5滴、茶樹3滴，先按摩身體後再入浴。
● 水溫時間
　38℃左右，半身浴，20～30分鐘。
● 音樂　AYURVADA心靈音樂。
● 顏色　黃色。
● 薰香　洋甘菊2滴、薄荷2滴。

Keep fit

● 茶飲　綠豆湯。
● 按摩
　可用少許泡澡配方在傷口會發癢處之四周刷洗。
● 保養
　洋甘菊3滴、茶樹2滴，加植物油(甜杏仁油)10ml，用棉花棒擦在症狀處；或洋甘菊水10cc，用化妝棉濕敷在患處。

浪漫之夜，促進性欲良方

當你性趣高昂時，對方卻性趣缺缺，怎麼辦呢？或雙方已經很久沒有真正享受激情之夜了，不妨為兩人先營造一個浪漫情境，放首兩人定情的音樂、精油薰香，讓對方腦神經接收到求愛的訊息，激起熱情，再來個浪漫的SPA前戲，放鬆情緒。

依蘭依蘭可用來改善性冷感、性無能，它最大的功能就是催情，能讓人感到無限的歡愉。據說早年的印尼人有結婚喜事時，家人會準備依蘭依蘭的花瓣，然後灑在新婚夫妻的床上，讓新人度過美麗浪漫的新婚之夜。

花梨木也具有催情作用，對於性冷感、性無能有提振功效，但由於樹種非常少，所以是非常珍貴的精油之一，同時也是很好的香水原料之一。此外，它對於人體的免疫系統有很好的改善功能。

良好的性關係有助於雙方的溝通，而且過程中荷爾蒙的釋放將消除壓力，肌肉在興奮時緊張，在事後回復鬆弛，也有助於休息和睡眠。來個不一樣的夜晚，釋放激情吧！

Recipe

泡澡配方
依蘭3滴、花梨木5滴。

● 水溫時間
38～39℃左右，自己感覺舒適舒適水溫，20分鐘。

● 音樂　薩克斯風音樂，小提琴。
顏色　粉紅色。

● 薰香　依蘭2滴、花梨木4滴。

Keep fit

● 茶飲
1.一杯350cc的茉莉花茶。
2.一杯350cc人蔘茶。

● 按摩
多多按摩中指指面，腳底湧泉穴。

● 保養
依蘭4滴、橙花8滴、30ml植物油，可作前戲互相按摩。

Four seasons and five elements SPA

Part 6

●●●

四季五行養生

四季的推移變化，
蘊含了宇宙奧祕、生生不息的循環之理，
這些被遺忘的生活養生智慧，
充滿了成長、活力，將帶來身心健康的能量。

33

春之全身淨化

　　一年之計在於春，春季與五行中的木相對應，也掌管了人體的膽囊及肝臟，肝膽是人體的解毒器官，東方人在五行中的對應是木型人，更要特別照顧肝、膽。

　　在經過寒冬高熱量飲食之後，春天來臨時，就需要讓身體作一番的調適，為新的一年的開始做好準備，所以此時正是進行體內外淨化最好的季節，一定要趁這個時候來個體內大掃除。所以春天是淨化身體的好時節。

　　首先來個環境大淨化，把多年不用的衣物、書報或家具回收，讓居家環境更寬敞，小角落擺上綠色盆栽，不但可耳目一新，且可開運呢！當然最重要的是來個SPA全身大掃除的淨化行動。

Recipe

● 泡澡配方
　迷迭香3滴、檸檬4滴、天仁葵4滴、植物油5ml、細的能量紅鹽50g。
● 方　法
　將調和過的配方搓洗按摩全身，去除老廢角質，再入浴。
● 水溫時間
　38℃，半身浴，20分鐘。
● 音樂　綠光森林(風潮)。
● 薰香　迷迭香3滴、檸檬3滴。

Keep fit

● 茶飲
　1.檸檬水。
　2.黃耆10片，以沸水600cc沖泡，約10分鐘後飲用。
● 按摩　手指第四指下方區域。
● 保養
　玫瑰精油3滴，加身體乳霜15cc，擦拭在肝臟區域及脊椎、背部。

⚠注意　春天有升發之氣，適合吃芽菜類食物，不宜太油膩；睡眠宜早睡早起。肝膽的運行時是深夜11點至凌晨3點，此時必須熟睡，不可熬夜。

春之排毒保肝行動

　　在五行中，春天屬木，木有往上生長通達的特性，所以春天來臨時，萬物開始生長發育，大地一片欣欣向榮。春天主要代表的器官是肝、膽，因此最需要調護肝氣，所以第一步的養生就從護肝開始。

　　蒲公英是中藥材中公認對肝最有防護療效的藥材之一，因為它可以促使膽汁分泌，增強肝臟功能，而且對於肝炎和黃疸，療效更為顯著，拿來泡澡或茶飲都好。

　　胡蘿蔔籽含有維生素A的前趨物及維生素B、B2、C，被認為有防癌功效及養肝療效；檸檬精油分子能中和體內酸性，增強對疾病的抵抗力，因此埃及人很早就懂得用檸檬來作解毒劑；杜松抗菌功效卓越，能刺激循環系統，所以有助於排除體內毒素。

　　你可以選擇中藥草或精油當入浴劑，或是交替使用，讓自己在一年之始，精神煥發，在大峽谷的音樂旋律中，享受彩色人生。

Recipe

● 泡澡配方
　1. 蒲公英半斤加水2000cc，水沸滾後小火煮15分鐘再放入浴缸。
　2. 胡蘿蔔籽油2滴、檸檬3滴、杜松3滴。
● 水溫時間
　38℃，半身浴，15～20分鐘。
● 音樂　大峽谷。
● 顏色　綠色。
● 薰香　檸檬3滴、洋甘菊2滴。
⚠注意　泡澡配方為會提振的精油，勿太晚使用，影響睡眠。
保養肝臟避免喝含酒精飲料，應攝取足夠的新鮮蔬果汁補充維他命B、C及礦物質。

Keep fit

● 茶飲
　1. 柳丁1顆、4片香吉士、12片甘草加1500cc水煮成350cc置於冰箱，早晨空腹喝。
　2. 蒲公英煮水當茶喝，方法如泡澡配方1。
● 按摩　腳底。
● 保養
胡蘿蔔籽油1滴加在乳液中，按摩右橫隔膜上下四周

夏之消暑清涼湯

　　夏季是一個充滿熱情、愛、能量的季節，在五行中屬火，象徵著一種旺盛向上的特性，所以在自然界中一切事物和現象，只要具備有過度旺盛的特點或旺盛的作用，便可列為火的範圍。炎炎夏日來個清涼SPA，再適合不過了。

　　薄荷清涼的味道，令人神清氣爽，對於腸胃、神經系統都有功效，在英國最有名的一種花草茶之一便是薄荷茶。

　　一聽到迷迭香的名字，就令人有一股飄飄然的感覺，因為最頂級的古龍水就是迷迭香水製成的。迷迭香可以改善緊張情緒、滯悶情況，恢復活力。

　　當你感到煩躁時，檸檬或檸檬草都能帶來清新與精神上的激勵，也可消除乳酸促進循環。檸檬和檸檬草精油的差別在於檸檬是從果皮中壓榨萃取的，而檸檬草則是從葉子中蒸餾萃取出精油。

　　夏天天氣煩熱，令人難耐，大多數人喜歡沖涼並不愛泡澡，建議在早晨時多一次的泡浴，並在浴池中加入清涼配方，可消暑祛熱，帶來一天的清涼舒爽。

Recipe

● 泡澡配方
薄荷2滴、檸檬草(或檸檬)2滴、迷迭香3滴。
也可以使用新鮮或乾藥草，先用熱水浸泡10分鐘後再加入浴池。

● 水溫時間
36～37℃，全身浴，15～20分鐘。

● 音樂
潺潺流水聲或四季(巴巴魯地成名曲)。

● 顏色　藍色、綠色。

● 薰香
薄荷2滴、檸檬草(或檸檬)2滴、迷迭香2滴。

Keep fit

● 茶飲
隨個人喜好，取適量的薄荷葉、檸檬草、迷迭香，加沸水500cc，浸泡10分鐘後即可飲用。

● 按摩
1.做深沉的腹式呼吸。
2.用手掌小指側敲胸骨及兩邊鎖骨下方。

● 保養
1.薄荷1滴，加在清爽性乳液中，擦拭全身。
2.薄荷1滴，50cc鼠尾草純露搖勻，噴灑身體、頭皮、腋下。

⚠ 注意　高血壓、癲癇症、孕婦不適用迷迭香精油。

夏之清新蓮花浴

　　炎炎夏日，來個清新蓮花浴，絕對是一大生活品味，尤其是香水蓮花，其原產地為長白山，目前台灣也有不少人栽種。

　　在《本草綱目》記載，香水蓮花夜晚吸收大地精華，白天吐露芬芳，可供泡茶，紫色新鮮香水蓮花的特色是甘甜微苦、白色則有淡淡香味、紅色和黃色芳香甘醇。也很適合供佛、做SPA、浸酒。將花瓣塗抹，敷在臉上和身體上，乾了以後沖去，能讓皮膚變得較為光滑白皙。

　　香水蓮花性溫無毒，含有蓮花胚胎素、蓮花蜜、蓮花鹼等，有抗壞血酸的作用。尤其香蓮胚芽素經溫水浸泡後，釋出金黃色的透明膠質，是最自然的去角質磨砂膏。

　　浴中可做呼吸調整，想像吐氣時，把所有廢物煩惱吐出，呼氣時將植物芳香吸入，讓全身重新充電充滿能量，既怡情又養性。

Recipe

● 泡澡配方
  七朵蓮花，加入沸水浸泡10分鐘，再放入約37.5度的水溫中，入浸前先將全身沖淨，緩緩入浴。
● 水溫時間
  37.5，全身浴15～20分。
● 音樂　新時代音樂(New Age靈氣)。
● 顏色　粉紅色。
● 薰香　蓮花3滴。

Keep fit

● 茶飲
  1.新鮮或乾荷花一朵，以500cc的沸水沖泡，或在泡澡前先浸泡，浴後再喝。
  2.蓮心適量，沖入熱開水，加入少許冰糖，即可飲用，可防暑熱。
● 按摩 冥想，緩緩的吸氣、吐氣。
● 保養
  蓮花1～2滴，加在5～10ml的乳霜中，保養皮膚。

秋之輕盈舒湯

迷迭香能使中樞神經恢復活力，對於語言、視覺、聽覺等障礙也有所幫助；又因它有利尿屬性，對想減肥的人來說也有不錯的功用；此外，平日嗜睡慵懶沒有精神的人，也很適合使用迷迭香泡澡，因為它可以強化心靈，讓人活力充沛。

薑油可排除濕寒之氣，當人消沉疲憊時，有溫暖情緒、讓心情較為舒坦愉快的作用，增加元氣，和辣椒粉一樣能讓精神為之一振。

此泡澡配方可促進循環、新陳代謝、預防肥胖、增強元氣，補充能量，對減肥中減肥後、經期後的婦女可是一帖很不錯配方。依照此方來個全套SPA按摩保養，感受將宛如浴火鳳凰，褪去層層厚皮，浴後全身輕鬆，充滿活力，有如再生。

Recipe

● 泡澡配方
1.迷迭香4滴、薑油3滴(或薑粉50g)。
2.迷迭香g、辣椒粉10g。
● 方法
將精油滴在裝薑粉或辣椒粉的棉布袋，於泡澡前5分鐘置於浴缸。
● 水溫時間
38～40℃(舒適的溫度)，半身浴，20分鐘。
● 音樂
抒情音樂(不能再聽活力音樂，否則泡不到5分鐘就想起來了。)
● 薰香
迷迭香4滴、玫瑰草2滴。

Keep fit

● 湯飲
1/4咖啡匙的能量紅鹽，加350cc的冷開水，加蜂蜜30g調勻，一次喝完，可調腸，治療慢性便秘。
● 按摩
一邊洗、可一邊用棉布袋按摩身體，尤其是腳底、手肘厚繭處，結束時別忘了用冷水快沖收斂。
● 保養
腳底完全按摩，可多多搓按較肥胖較硬的部位。

注意 對於體質虛冷者，泡澡時間可減半，出浴時注意安全。

冬之香柚湯

　　冬季在五行中屬水，自然界中一切事物和現象，只要它表現了寒涼的現象，都可列屬水的範圍，而冬季寒冷，自然是屬於水。

　　在五行中水掌控了腎臟和膀胱，這二個器官都是維持人體水液正常代謝與平衡的功用。腎臟可藉由水的特性來滋潤，但過度的濕冷則容易對腎臟造成傷害，因此必須隨時保持身體的溫暖及適度的乾燥。尤其冬天，濕冷的天氣通常會讓你的背部僵硬而帶來痛苦，所以平日或泡澡時可多多按摩腳底的腎臟反射區。

　　冬季泡澡，可說是生活的一大享受，再利用本季盛產最多最好的柑橘類來泡浴，尤其是柚皮含維他命c最高，不僅可以美化肌膚防止黑斑、疹子，促進循環，有助於初期的感冒，各種神經痠痛、虛冷症，提升免疫功能。

Recipe

● 泡澡配方
　大柚皮一個、或小柚皮2個。
● 方　法
　柚皮曬乾2天，放在烤箱烤4分鐘，切片放入棉布袋，用熱水浸泡10分鐘後，放入浴缸。可將新鮮的柚子肉浮在水上，以提高柚子的方芳香氣。
● 水溫時間
　38～39℃，半身浴，20～30分鐘。
● 音樂
　選一片令人喜愛的流行歌手音樂(如齊秦的大約在冬季)陪你度過寒冬。
● 顏色
　暖色系橘或紅，給寒冬一些暖意。
● 薰香 佛手柑3滴、百里香2滴。

Keep fit

● 茶飲
　柚皮20公克、加紅茶2包，以800cc水煮之後加蜂蜜飲用。
● 按摩
　腳底腳背的前1/3是人體心肺、腎臟、胸、頸，可多多按摩；按大拇指指頭，有助於消除感冒引起的的不適，預防感冒。
● 保養
　佛手柑1～2滴，加在身體乳霜中，擦拭全身。

⚠注意　不管是選用柑橘類的乾燥、新鮮品或精油，在使用後勿直接曝曬陽光，會讓肌膚變黑或過敏。

冬之醉美人湯

　　屬於水的冬季，力量是潛在而陰柔的，是一個保留體力和能源的季節。

　　酒浴能幫助血液循環，促進發汗。紅酒含有多酚的成分，是一種抗氧化成分，可預防心血管疾病、補充能量、防止老化、改善虛冷、安眠，是酒類中最好的選擇。如果沒有紅酒，也可使用清酒，不一定要買日本清酒，台灣國產清酒便宜又香醇也是很好的選擇。

　　花梨木、肉桂精油的溫暖特質對虛冷體質都有一定的幫助，且皆有催情作用，可讓冷冷的季節，充滿浪漫溫暖歡愉的氣氛。

Recipe

● 泡澡配方
　清酒或紅酒600～700cc，均勻攪拌後直接放入浴缸。

● 水溫時間
　38度℃(水溫勿過高，避免燙傷)，半身浴，20分鐘。

● 音樂 帶一點浪漫情懷的老歌。

● 薰香
　薄荷1滴、肉桂1滴、花梨木3滴。

● 顏色 粉色、紫色。

⚠️注意　必須確認買到的酒非假酒，且勿點火，紅酒打開後不宜久放。

Keep fit

● 茶飲
　浴後可喝1～2杯能量紅鹽水，補充流失的微量元素及水分。

● 按摩
　按摩腳底的腎臟反射區，在腳底前1/3處，或做深呼吸。

● 保養
　一定要擦上保濕身體乳，可在乳液中加2滴喜愛的精油，如橙花、玫瑰、玫瑰草皆可。

● 能量紅鹽水
　製作法：將50g的能量紅鹽塊，加入水中約300cc水中，必須玻璃瓶身加上蓋子，每次備取一匙的量加在飲用水中。或泡澡前請取1/4咖啡匙的能量紅鹽，放入溫水中溶解。

冬之潤膚美膚湯

有人一到冬天就開始煩惱，因為皮膚會開始發癢、泛紅、過敏，甚至脫皮等現象，總是忍不住想抓癢，實在很難過。一般來說癢的主要原因是皮膚乾燥及血液循環欠佳所引起的。

這時候最重要的是維持皮膚滋潤，並減少角質層的水分及脂肪散失。

薰衣草用在肌膚上有很好的療效，除能平衡油脂分泌外，也能有效減緩肌膚過敏現象促進細胞再生、防老化等，因此常被調成按摩精油或入浴劑等。薄荷可平衡油脂、排除體內淤積的毒素，因此可紓解發癢現象，對於溼疹、癬也有改善作用。

Recipe

● 泡澡配方

  1.橄欖油600cc，浸泡薰衣草30g，2個星期以上，每次可取5cc倒入浴盆泡澡。

  2.橄欖油5cc直接滴入6～8滴薰衣草或薄荷4滴。

● 水溫時間

  37.5～38℃，先半身浴至全身發汗後，再全身浸泡5分鐘，起身後務必用毛巾擦乾身體。

● 音樂 AYURVADA心靈音樂。

● 顏色 黃色。

● 薰香 薰衣草3滴、薄荷2滴。

⚠ 注意

  1.勿使用鹼性肥皂洗澡，泡澡完一定要擦上身體滋養乳霜。

  2.泡澡水溫勿太高。

Keep fit

● 茶飲

  熱甘蔗汁一杯，加少許薑汁飲用。

● 按摩　用毛巾或絲瓜絡搓按。

● 保養

  身體乳液加上2～3滴的洋甘菊精油，擦拭全身。

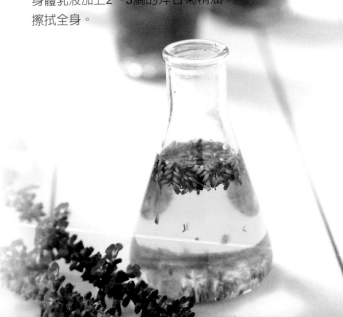

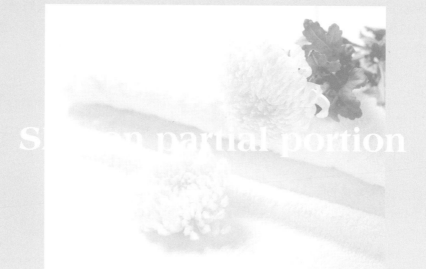

Shown in partial portion

Part 7
● ● ●

局部美療

人只有一種病，

就是不知道自己在生命中的地位，

不瞭解此生的意義，

試著向內心凝視傾聽，將發現不同的世界……

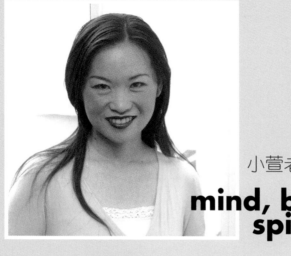

小萱老師的心靈SPA time

mind, body & spirit

其實，人只有一種病，
就是不知道自己在生命中的地位，
不瞭解此生的意義，
因為這樣，
抗拒、壓力及身體失調才會產生，
進而引發身心疾病。

如果你長期有頭皮屑的困擾，
除了病理上的改善外，
或許你應該向內看看自己，
是否覺得懷才不遇，
才能不被肯定，
心中覺得憂慮、委屈……

試著讓身體放鬆，以滿懷的愛，
用手輕輕撫觸肌膚，
透過SPA的洗禮，
身心將受到滋潤而自在。

小萱老師本身是過敏體質，
以前醫師都說冬天——
不能洗熱水澡、不能用香皂、不能泡澡，油脂會流失，
後來，小萱老師透過泡澡及精油的運用，
治好了冬季皮膚癢的問題。

於是，小萱老師自己研究出一套局部SPA，
將傳統的按摩加入美容、養生的觀念，
讓無法泡澡的人，
也能做局部SPA，享受泡澡的樂趣。

別忘了，
除了一般身體SPA外，
頭部、手部、足部SPA，
一樣重要哦！

Head care

頭部SPA全療程

　　眞正的SPA放鬆，包含身、心的釋放，頭部是人體之首，在完整的頭部SPA裡，不僅可幫助頭髮生長、調理髮質、抑制頭皮出油、頭皮屑、掉髮，同時可消除頭痛、釋放壓力，提神醒腦，增強記憶。

　　一般而言，頭部SPA護理原則，以照顧頭皮爲優先，頭皮放鬆、健康了，才能改善髮質，擁有一頭令人稱羨的秀髮。現今隨著精油的廣泛運用及對頭皮健康保養的注重，在美髮界也掀起了一股精油護髮SPA風潮，邁向更高品質的服務。

　　如果你有頂上問題，又很難體會眞正頭皮SPA的奧妙，建議你第一次先到專業的沙龍體驗一下，回家之後再按照小萱老師以下介紹的方法，再聽聽自己喜歡的音樂，即能眞正享受頭部SPA樂趣了。

　　當然，如果沒有足夠的時間，可依自己的喜愛需求選擇其中一兩個步驟，作個半套頭部SPA，也是很不錯的。

STEP1：頭皮去角質

　　正常皮膚細胞每28天新陳代謝一次，但隨著年齡增長、內分泌失調、飲食作息等，都會影響到新陳代謝

的遲緩，進而堵塞毛孔，而影響毛髮的生長及積壓在皮膚內的油垢、污物、毒素的正常代謝，特別是出油、掉髮、有頭皮屑的頭皮。

　　如果頭皮問題較嚴重者建議頭皮去角質一週二次，可調節皮脂分泌，角質代謝、潔淨頭皮，讓頭皮也能呼吸順暢；正常的頭皮，建議一週一次的去角質。

● 三種頭皮去角質配方

　　★ 受感染、癢：茶樹2滴、洋甘菊2滴、薄荷1滴。
　　★ 出油、頭皮屑：薄荷1滴、洋甘菊2滴、佛手柑2滴。
　　★ 防止掉髮、增長頭髮：迷迭香2滴、佛手柑2滴、肉桂1滴。

● 頭皮去角質方法

1. 將去角質配方滴入30g左右的細能量紅鹽，或有細顆粒的去角質霜，調和均勻。
2. 將頭髮撥開分髮線，露出頭皮，將調和好的配方取適量沾在頭皮上。
3. 用中指或其他手指在頭皮上左右來回搓，每一小部分搓20下後，再進行下一部位。一條髮線做完再換另一條線，用以上同樣方式至全頭完成。
4. 全頭皮去角質完成後，用十指指腹抓捏頭皮約2分鐘後，再將頭皮沖洗乾淨，接下來就可進行芳香洗髮了。

STEP2：芳香髮浴

這是個愉快又簡易的洗髮方式，每天都可以自己來。其實洗髮只要遵守以指腹搓洗，不要用指甲抓洗的大原則，其他可按自己最舒適的姿勢方式洗即可。

一般專業的SPA洗髮分二道程序，1.是頭皮淨化，2.是髮質調理，同時呵護頭皮及頭髮，當然整個頭皮SPA過程一定需要按摩。

通常頭皮有特別疼痛的地方，即是頭皮的病理反射區，加強按摩對健康是有幫助的，也可幫助頭皮減壓、釋放壓力、促進頭部循環。

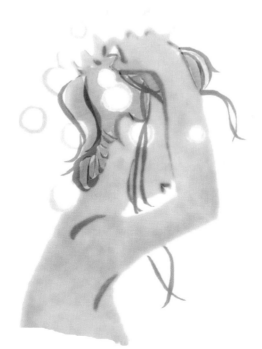

正常而言，一個星期約洗2～3次頭即可，只要掌握以下方法，不但隨時可自製自己喜愛的芳香洗髮精，也可達到按摩樂趣，減輕壓力哦！

● 洗髮二部曲配方DIY

在洗髮精裡滴入數滴精油，即可自製個人芳香洗髮精了。視頭髮多寡、長短，決定精油的使用量，通常男生的頭髮一次約3～5cc洗髮精加上

一滴精油量即可，其他可依此類推。

● 頭皮淨化配方

　　★ 感染、出油：茶樹、佛手柑。
　　★ 頭皮屑：蜜蜂花或甜橙。
　　★ 止癢：薄荷。
　　★ 掉髮：迷迭香。
　　★ 禿髮：月桂(肉桂)。
　　★ 改善乾性髮質：檀香。

● 髮質調理配方

　　★ 粗硬髮質：檸檬。
　　★ 細髮質：紅橙。
　　★ 受損髮質：檀香木。

　　如果有很嚴重的頭皮問題，配方就要使用頭皮去角質的配方，不過要將精油配方加上10cc的荷荷巴油，一起調和使用。

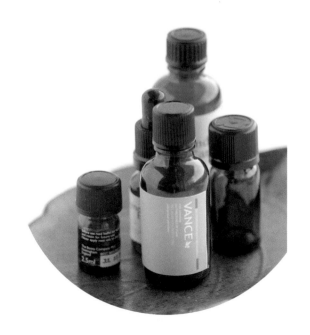

STEP3：頭皮按摩

　　頭皮不只會分泌油脂，也會排出對身體有害之重金屬成分及老舊廢物，定期的頭皮按摩能加速新陳代謝及老舊污穢之分泌物排出。

　　頭皮按摩能促進血液循環，使毛囊獲得所需的營養物質，促使頭髮生長良好，也能釋放壓力，減輕頭痛等問題。

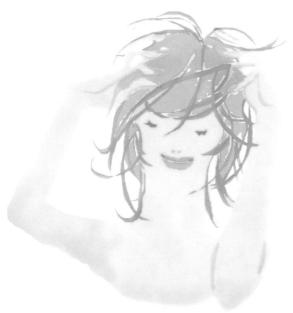

● 頭皮按摩配方

★ 受感染、癢的配方：茶樹4滴、洋甘菊4滴、薄荷2滴。

★ 出油、頭皮屑的配方：薄荷2滴、洋甘菊4滴、佛手柑4滴。

★ 防止掉髮、增長頭髮的配方：迷迭香4滴、佛手柑4滴、肉桂2滴。

● 頭皮按摩方法

1. 將按摩配方加在15cc的荷荷芭油中調勻。

2. 如同去角質方式，將頭髮撥開分出髮線，露出頭皮，將按摩配方均勻塗在頭皮上。

3. 用十指指腹輕輕按壓抓捏頭皮，在頭皮特別痛的地方可加強按壓。若喜歡較強的按摩，也可拿刮沙板刮頭皮，或是用精油瓶子的底部作按摩(必須確定玻璃瓶沒有缺角裂縫，以免刮傷頭皮)。

4. 然後在每一個部位約1~2公分區塊，來回搓，可進行5~15分鐘的按摩(此方法也可在晚上作，然後直接停留在頭皮上過夜，等隔天早上清洗，效果更好)。之後，接著即可擦上特調的精油護髮霜。

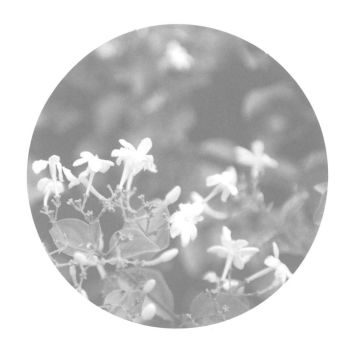

STEP4：護髮

別以為洗髮、按摩就好了，別忘了還有最後一道程序不可少，那就是護髮，也是不可忽視的哦！

現在空氣污染嚴重，加上待在冷氣房裡，許多人頭髮非常的毛澀乾燥，有的人過度染燙，造成頭髮分叉沒彈性，對整體美觀及神采倒扣不少分數，實在美中不足，三千煩惱絲，形容可真是貼切。

如何讓三千煩惱絲柔軟有彈性呢？只要你肯再花一些時間，一週1~2次，一段時間後就會有意想不到的效果哦！

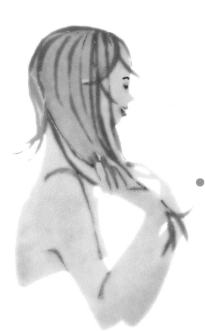

● 護髮霜配方DIY

★ 中粗髮質、乾燥、毛澀、分叉：迷迭香2滴、天竺葵2滴、紫檀木2滴
★ 細、乾燥、毛澀、無彈性：天竺葵2滴、檀香木2滴、紅橙2滴
★ 粗硬、乾燥、毛澀、分叉：天竺葵2滴、檸檬2滴、尤加利2滴

● 護髮方法

1. 護髮霜配方加上15cc的荷荷芭油即可。可依髮量、長短同比例增加，若家中有護髮霜也可加30cc一起調和，精油不需再增加了。

2. 將頭髮分成一小搓一小搓，把調
   和好的護髮霜用手指直接抓塗在頭
   髮上，尤其是髮尾；一搓一搓進行
   至全部頭髮都上護髮霜。
3. 將全部頭髮用保鮮膜包起來，再
   包上毛巾。
4. 約20分鐘之後，再沖洗頭部、頭
   皮及頭髮。
5. 若覺得還是太油膩，可再用洗髮
   精快速清洗一遍，你將發現自己的
   髮絲光滑柔軟無比。
6. 吹乾頭髮，這時更能體會頭皮與
   頭髮的輕盈彈性，恭喜你完成一次
   完整的頭部SPA。

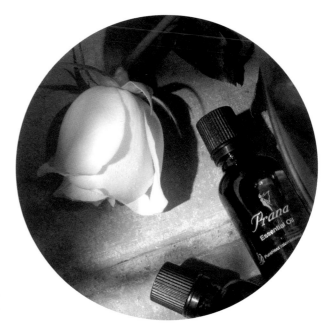

⚠注意　　若是剛染完頭髮一週內不要
用精油洗髮，尤其是茶樹精油，有強力的
淨化作用，會讓化學染料褪掉。

手部SPA全療程

　　手部是一個容易洩漏女人年齡身分的部位之一，也是使用的最頻繁的部位，只是其地位往往不若臉部來得受到重視，而被忽略了。

　　如果手部容易乾燥或有富貴手的人，一到秋冬季節，不但會脫皮也會龜裂，令人難以忍受。手部肌膚健康與否是很重要的，可是我們幾乎很少讓它休息，因此一旦受傷就很難自癒，甚至難以根治。

　　其實無論是手部肌膚健康、乾燥或有富貴手，都應該注意手部肌膚

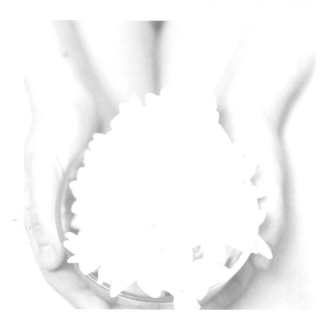

保養之道，好好呵護雙手，保持水嫩。如平時最基本的保養方式應該：避免過度頻繁的使用洗手乳液或肥皂；每次洗完手後，擦乾後立刻塗抹護手霜；避免長時間讓手接觸各類溶劑或是水；做家事時，先戴上棉質手套再套一般手套——雙層手套，以保護手部肌膚。

　　當然如何能定期做手

部SPA全療程，依照下面方法護理保養，那麼擁有一雙美麗的玉手並非難事。

STEP1：修剪指甲

手部SPA的第一步是進行指甲的修剪及搓型，之後將手洗淨。

STEP2：手浴

1.準備泡手的水盆(不要使用塑膠盆)，水溫約38~40℃。

2.在水盆中放入半顆檸檬切片，即可進行手浴，約10分鐘。

● 富貴手配方

檸檬醋50cc、茶樹2滴、快樂鼠尾草2滴，加粗海鹽30g。

STEP3：手部按摩

● 按摩護手雙配方

★ 手部乾燥：乳香2滴、檀香2滴、甜橙2滴、植物油10ml、小麥胚芽油5滴。

★ 富貴手：乳香2滴、廣霍香2滴、茶樹1滴、植物油10ml、小麥胚芽油5滴。

● 按摩方法

1. 將調和好的護手SPA配方擦在手背及手指上。
2. 用另一隻手掌輕撫另一隻手背。
3. 用拇指按壓手掌，促進循環，也可在手掌反射區進行按壓，約2～5分鐘。
4. 用拇指指腹以螺旋方式按摩手指，及指甲邊緣，一根根慢慢進行。
5. 換手操作。最後擦上一層植物護手霜。
6. 套上棉料手套30分鐘，或直接戴著睡覺。
7. 平時隨時可擦上植物油護手霜，進行以上按摩。

注意事項：使用護手霜前要洗手，馬上擦乾後立即擦上，否則在皮膚乾燥的情況下擦上護手霜，並沒有保濕的效果。

STEP4：美化指甲

● 美甲配方

胡蘿蔔籽油5滴、檸檬6滴、迷迭香4滴、植物油30cc、小麥胚芽油5滴。

● 美甲方法

每次取適量的配方按摩指頭、指根、及指甲邊緣，再換另一隻手即可。

這種方法不僅可美白手部，同時軟化甲皮，也能讓新長的指甲很健康，色澤粉紅漂亮。此外也可多補充維他命B群。

47 Foot care
足部SPA全療程

　　足部又稱為第二心臟,它承載身體重量,引領我們移動到想到達的地方。擁有健康美麗的雙足,不但可顯現感性之美,同時也能讓生活擁有彈性與活力,在人生道上順利向前走。

　　人體所有的器官在腳部都有反射區,按摩反射區,會產生類似生理電作用,反射到相對器官,有促進自癒功能、提升免疫力、調整內分泌、增強生理機能的效果,而且沒有副作用。

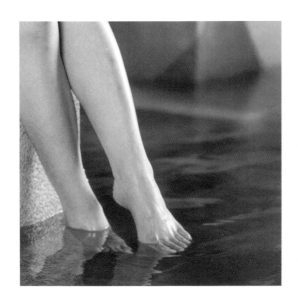

　　不過長期的站立或走路,往往累積了許多的疲勞及廢物,致末梢血液循環不良,引發腳部疼痛或腫脹,這也可能是身體健康的警訊,不可忽視。

　　從現在開始,每天可花一點點時間,如看電視、聊天、看書時,順便做個足部SPA,不僅可消除一天的疲勞,消除雙足的痠痛,更能帶來好的睡眠,讓你擁有一雙人人稱羨感性的雙足。

STEP1：足部去角質&足浴

　　足底是人體最容易長厚繭的地方，也是血液循環較不容易到達之處，所以足部的角質更容易堆積，甚至長繭、變形，所以每週至少一次去角質，保持足部的光滑，促進血液循環。

● 足部去角質配方
　　★ 放鬆：薄荷3滴、尤加利2滴。
　　★ 殺菌(香港腳)：茶樹3滴、尤加利2滴。
　　★ 促進循環：薑油3滴、尤加利2滴(或薑粉30g先用熱水沖泡五分鐘)。
　　★ 美白：
　　　1.半顆檸檬切片，先幾出一些汁液，其餘切片放入水中。
　　　2.檸檬精油3滴、尤加利2滴。
　　　　將以上精油配方加入30g～50g的粗鹽，調勻後使用。

● 足部去角質方法
　　1. 首先進行足部指甲修剪、搓型，若有擦指甲油者先用去光水擦掉，接著將足部清洗乾淨、雙足放入約38～40℃的水溫中浸泡3～5分鐘。

2. 如果有很厚的角質者，可使用浮石或足部銼刀先將後的足繭搓下來。

3. 接著將先前調好的配方用螺旋的方式輕輕的按摩足踝、足背、足根、小腿3～5分鐘。再放入水中浸泡10～15分鐘，如果水溫涼了，可換一桶水或加熱水。

4. 用毛巾擦乾，浸泡時可放一些玻璃珠或鵝卵石在盆裡，腳掌踩在上面可做腳底按摩，輕鬆又有趣，可看書報、電視或喝茶，相當悠閒享受。

5. 如果不做去角質者，可直接將配方加30g粗鹽倒入溫水中浸泡即可。

STEP2：足部按摩

足部的保養、按摩需要一些耐心，每天固定用雙手來撫觸自己的雙腳，甚至對它說話，讓自己重新感受到如同嬰兒般被愛

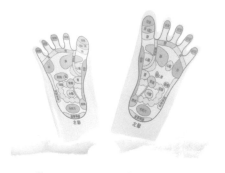

的感覺，支持自己在生命的旅途中能夠更有勇氣克服困難、遠離疾病，找到立足點，做個完整的美人兒。

● 足部按摩配方
　★ 放鬆：薄荷3滴、尤加利2滴。
　★ 促進循環：薑油3滴、尤加利2滴（或薑粉30g先用熱水沖泡五分鐘）
　★ 美白：
　　1. 半顆檸檬切片，先幾出一些汁液，其餘切片放入水中。
　　2. 檸檬精油3滴、尤加利2滴。
　將以上精油配方加入15cc植物油調和後使用。
　★ 香港腳：茶樹2滴，廣霍香、沒藥、快樂鼠尾草、薰衣草、尤加利（選3種各2滴）、植物油10cc調和按摩。

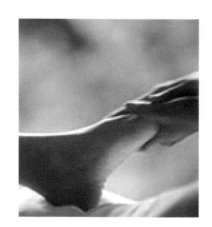

●足部按摩方法

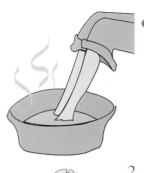

1. 用42～43℃的溫水泡腳10～15分鐘後,將調配好的精油配方倒一些在手掌上,搓熱後用大螺旋方式均勻第將油塗在足底足背、足踝、小腿至膝蓋。

2. 在足踝兩側加強小螺旋按摩,可強化淋巴排毒。

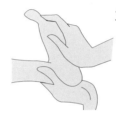

3. 用拇指食指來回上下地搓足後腳跟上方的阿基里斯腿(腳脖子後方處),可消除疲勞。

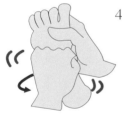

4. 參考足部反射區,特別在脊椎、腎臟、消化區、生殖秘尿區加強按摩,或直接在比較疼痛敏感部位按摩,也可使用刮沙板或按摩棒。

5. 用雙手拇指指腹螺旋按摩足背足底。

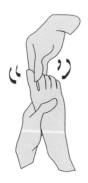

6. 抓捏每一根腳指頭。

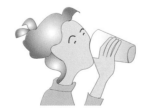

7. 按摩後喝杯水,幫助排除身體癈物。

⚠注意 香港腳患者可將配方擦在患處,不嚴重者可輕輕按摩,若有傷口處避開不做按摩。

STEP3： 足部保養

足部滋潤方法

乳香1滴、金盞花1滴、足霜(或滋養霜)適量調勻輕輕按摩足部至吸收，再套上棉襪。不僅可以促進末梢循環，可預防腳乾裂，擁有健康美麗的雙足。

香港腳

1. 可直接用棉花棒沾茶樹精油直接塗在患部，或擦上上述香港腳配方。
2. 平時可用茶樹2滴、廣霍香2滴加在清潔乳中清洗雙足。

STEP4： 美化指甲

美甲配方

胡蘿蔔籽油5滴、檸檬6滴、迷迭香4滴，加30cc植物油。

美甲方法

每次取適量的配方按摩指頭、指根、及指甲邊緣，再換另一腳即可。

這種方法不僅可美白腳部，同時軟化甲皮，也能讓新長的指甲很健康，色澤粉紅漂亮。此外也可多補充維他命B群。

附

錄

●●● 腳部反射區 ●●●

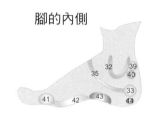

腳的內側

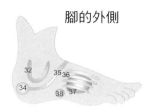

腳的外側

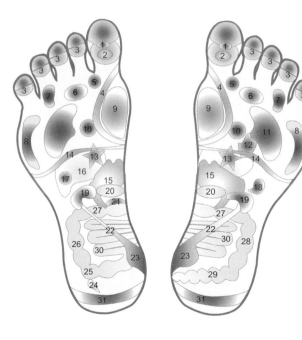

腳底／右　　　　　腳底／左

1．松果體	23.膀胱
2．腦下垂體	24.盲腸
3．鼻竇	25.瓣
4．食道、支氣管	26.上行結腸
5．副甲狀腺	27.橫行結腸
6．眼睛	28.下行結腸
7．耳朵	29.S狀結腸
8．肩膀	30.小腸
9．甲狀腺	31.座骨神經
10．胸腺	32.鼠蹊部淋巴
11．肺	33.子宮、前列腺
12．心臟	34.卵巢、睪丸
13．太陽神經叢	35.輸卵管、輸精管
14．橫隔膜	36.淋巴
15．胃	37.胸
16.肝臟	38.膝、臂
17.膽囊	39.直腸
18.脾臟	40.肛門
19.腎臟	41.頸椎
20.副腎	42.胸椎
21.胰臟	43.腰椎
22.輸尿管	44.薦骨、尾骨

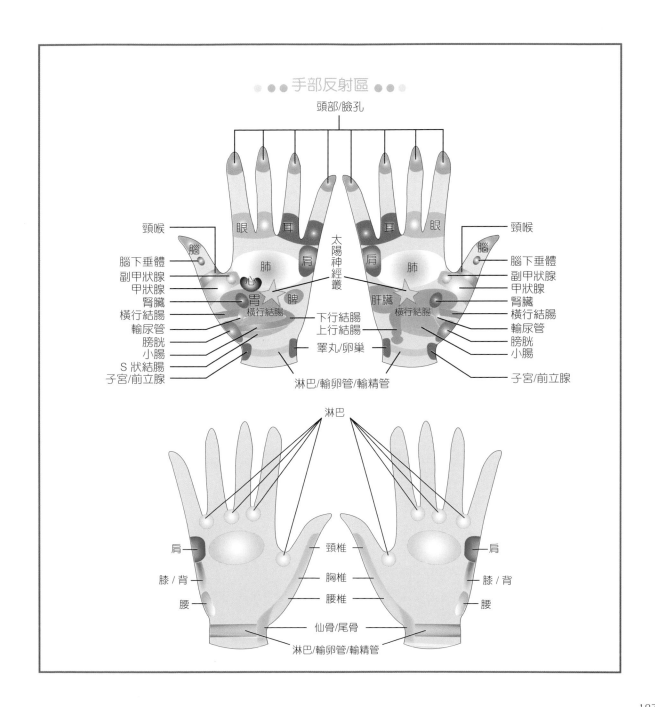

●●● 手部反射區 ●●●

頭部/臉孔

頸喉
眼　耳
腦
腦下垂體
副甲狀腺
甲狀腺
腎臟
橫行結腸
輸尿管
膀胱
小腸
S 狀結腸
子宮/前立腺

肩
肺
心
胃　脾
橫行結腸

太陽神經叢

肩
肺
肝臟
橫行結腸

耳　眼

下行結腸
上行結腸
睪丸/卵巢

淋巴/輸卵管/輸精管

頸喉
腦
腦下垂體
副甲狀腺
甲狀腺
腎臟
橫行結腸
輸尿管
膀胱
小腸

子宮/前立腺

淋巴

肩
膝 / 背
腰

頸椎
胸椎
腰椎

仙骨/尾骨
淋巴/輸卵管/輸精管

肩
膝 / 背
腰

愛・SPA

完全美療泡澡DIY

作　　者　　陳念萱
圖片攝影　　李東陽
特約主編　　尤美玉
美術編輯　　IVY　　iiivy@msn.com
　　　　　　吳怡芬　mumu9183@yahoo.com.tw

恆兆文化有限公司
http://www.book2000.com.tw

發　行　人　　張　正　david@book2000.com.tw
總　編　輯　　鄭花束　sue@book2000.com.tw
統一編號　　16783697
電　　話　　02-33932001
傳　　真　　02-33932016
地　　址　　台北市仁愛路二段7之1號4樓
出版日期　　2004年1月一刷

ISBN　　**957-28107-4-X**(平裝)
劃撥帳號　　19329140　戶名／恆兆文化有限公司
定　　價　　249元
總　經　銷　　農學社股份有限公司
電　　話　　02-29178022